Knaur

Über die Autorinnen:

Dr. Karola Berg ist Apothekerin und seit vielen Jahren für verschiedene pharmazeutische Unternehmen tätig. Dorothea Karol arbeitet als selbständige Journalistin und Autorin vorwiegend im Bereich Gesundheit und Medizin.

Dr. Karola Berg

unter Mitarbeit von Dorothea Karol

Zu Risiken und Nebenwirkungen

Beipackzettel richtig verstehen
Über 2000 Fachbegriffe von A bis Z

Knaur

Hinweis: Die Inhalte des vorliegenden Ratgebers sind sorgfältig recherchiert und erarbeitet. Dennoch kann aus rechtlichen Gründen weder von den Autorinnen noch vom Verlag eine Haftung oder Gewähr übernommen werden.

Anmerkungen der Redaktion:
Mit ➤ gekennzeichnete Begriffe werden an der entsprechenden Stelle im Alphabet ausführlich erklärt.

Besuchen Sie uns im Internet:
www.knaur.de

Vollständige Taschenbuchausgabe 2003
Droemersche Verlagsanstalt Th. Knaur Nachf., München

Umschlaggestaltung: ZERO Werbeagentur, München
Satz: Apple Macintosh Quark XPress im Verlag
Druck und Bindung: Nørhaven Paperback A/S
Printed in Denmark

ISBN 3-426-77643-X

5 4 3 2 1

Inhalt

Geleitwort

Der medizinische Fortschritt kommt uns allen zugute. Doch neue diagnostische und therapeutische Möglichkeiten haben ihren Preis. Da sich Geld nicht beliebig vermehren läßt, muß im Gesundheitswesen auch gespart werden. Die Politik der letzten Jahre hat dem Patienten mehr Eigenverantwortung zugewiesen, zum Beispiel indem viele Arzneimittel gegen sogenannte »geringfügige Gesundheitsstörungen« jetzt selbst bezahlt werden müssen.
Der Anwender wird vom Patienten zum Kunden, besonders in der Apotheke. Er läßt sich beraten, aber er informiert sich auch selbst, in Zeitschriften, im Fernsehen oder in Büchern. Gesundheit ist ein wichtiges Thema, aber sind alle Ratgeber wirklich kompetent?
Da möchte man sich selbst ein Urteil bilden können.
Das fällt manchmal schwer, denn in der Medizin gibt es viele Fachbegriffe. Es herrscht ein medizinisches »Fachchinesisch«. Beim Arzt oder in der Apotheke bekommt man oft verständliche Auskunft, aber wenn man später noch mal auf den Beipackzettel schaut, um beispielsweise die richtige Dosis nachzulesen – da wimmelt es von schier unaussprechlichen Begriffen, zum Beispiel wenn es um Wechsel- und Nebenwirkungen geht. Das verunsichert. Soll man das Arzneimittel überhaupt nehmen? Wenn man doch besser Bescheid wüßte!

Zur Erklärung von oft verwendeten, aber dem Laien meist unverständlichen Fachausdrücken gibt es jetzt dieses neue pfiffige Nachschlagewerk – ein Wörterbuch zum besseren Verständnis für alle Nicht-Mediziner und Nicht-Pharmazeuten.
»Fachchinesisch« wird übersetzt und erläutert: einfach, informativ und medizinisch korrekt. Dieses Lexikon ermöglicht es, die Informationen rund um Gesundheit und Krankheit zu verstehen und zu beurteilen – ein wichtiges Nachschlagewerk für den mündigen Patienten.

Bundesfachverband der Arzneimittel-Hersteller e.V. (BAH)

Vorwort

»Zu Risiken und Nebenwirkungen lesen Sie die Packungsbeilage und fragen Sie Ihren Arzt oder Apotheker.«

Wer kennt ihn nicht, diesen Spruch aus Fernsehen, Rundfunk und anderen Medien? Aber nicht immer ist ein Arzt oder Apotheker zur Stelle, wenn man ein Medikament einnehmen will. Dann kommt die Packungsbeilage zum Einsatz, und alles klärt sich problemlos!? wissen Sie nicht, was mit »hämorrhagischer Diathese« gemeint ist? (Die Lösung finden Sie im übrigen auf Seite 105.) Auch wenn es nicht ganz so »fachchinesisch« klingt, bleibt der Beipackzettel oft ein Buch mit sieben Siegeln.

Statt dem Verbraucher Information und Sicherheit zu geben, verunsichern die Angaben. Lange Listen von Gegenanzeigen, Wechselwirkungen und Nebenwirkungen sind unverständlich formuliert und lassen Schlimmeres befürchten im Vergleich zur eigentlichen Erkrankung.

Wen wundert es, daß so mancher das Arzneimittel gar nicht nimmt oder die Dosis zur »Schadensbegrenzung« reduziert? Das ist nachvollziehbar, aber ebensowenig sinnvoll wie die Devise »viel hilft viel«.

Bevor Arzneimittel auf den Markt kommen, müssen sie heutzutage viele Anforderungen erfüllen: Wirksamkeit bei der entsprechenden Erkrankung und Sicherheit (Verträglichkeit) müssen in umfangreichen Untersuchungen dokumentiert werden. Ein Aspekt dabei ist die »optimale Dosis«. Darunter versteht man die Dosis, die das beste Nutzen/Risiko-Verhältnis aufweist. Der Nutzen muß bei der zu behandelnden Erkrankung oder Gesundheitsstörung bei vielen getesteten Verbrauchern das (statistisch) vorhandene Risiko der möglichen Nebenwirkungen deutlich übersteigen, sonst würde das Mittel nicht vermarktet. Eine abweichende Dosis birgt zum einen das Risiko der Unwirksamkeit oder – im anderen Extremfall – das der Vergiftung.

Vor der Anwendung eines Arzneimittels stellt sich damit für jeden die Frage, ob der erwartete und gewünschte »Nutzen«, zum Beispiel Schmerzfreiheit, mit diesem Arzneimittel erreicht werden kann bzw. ob es überhaupt sinnvoll ist, zu dieser »Pille« zu greifen. Vielleicht hilft doch ein Hausmittel?

Damit jeder Verwender seine persönliche Nutzen/Risiko-Abwägung vornehmen kann, muß die Packungsbeilage neben den Gegenanzeigen und Wechselwirkungen beispielsweise alle bisher jemals beobachteten Nebenwirkungen nennen, auch wenn es nur »Einzelfälle« waren. Überträgt man das auf unsere übliche Nahrung, so müßte auf jeder Orange oder Erdbeere auch ein Hinweis auf die Allergiegefahr aufgebracht sein. Das ist nicht der Fall, weil an Arzneimittel grundsätzlich höhere Anforderungen zu stellen sind; denn Gesundheit ist ein ganz besonderes Gut.

Guter Rat ist deshalb sehr gefragt. Das vorliegende Wörterbuch will Ihnen helfen, die Packungsbeilage besser zu verstehen. Alphabetisch geordnet, greift es viele gängige Fachausdrücke auf und erklärt sie – verständlich, informativ und medizinisch korrekt.

Das persönliche Gespräch mit Ihrem Arzt oder Apotheker kann und will es natürlich nicht ersetzen – im Gegenteil. Dieses Lexikon versteht sich als unentbehrliches Hilfsmittel, das es Ihnen ermöglicht, die vielen Fachausdrücke rund um Gesundheit und Krankheit in der Praxis, in der Apotheke und besonders auch in der Packungsbeilage nachzulesen und zu verstehen.

Damit Sie kompetent entscheiden können, wenn es um Ihre Gesundheit geht.

Dr. Karola Berg/ Dorothea Karol

Der Beipackzettel – nach einem festen Schema aufgebaut

Ganz allein mit Ihrem Ärger über den Beipackzettel sind Sie nicht. Auch die Hersteller von Arzneimitteln würden gerne anders informieren. Doch der Gesetzgeber schreibt ihnen gewisse Dinge vor. Mehr noch, wenn ein neues Medikament zugelassen wird, wird auch der Beipackzettel geprüft. Er muß klare Vorgaben erfüllen. Deshalb enthält jeder Beipackzettel auch die gleichen Rubriken.

Präparat

Hier steht der offizielle Name, unter dem das Medikament erhältlich ist.

Zusammensetzung

Diese Rubrik unterteilt sich in zwei Abteilungen:

1. Wirkstoffe oder arzneilich wirksame Bestandteile: Hier werden alle Inhaltsstoffe aufgezählt, die die Wirksamkeit des Arzneimittels ausmachen.

2. Sonstige Bestandteile: Hierzu zählen alle Substanzen, die nicht direkt mit der Arzneiwirkung zusammenhängen, die aber dennoch notwendig sind, um dem Medikament seine Form zu geben. Dabei kann es sich um Lösungsstoffe für Tropfen oder um feste Bestandteile für Tabletten oder Dragees handeln. Diese Informationen sind vor allem wichtig für Allergiker.

Wichtig

Reagieren Sie auf Ihr Medikament allergisch, muß es nicht immer am Wirkstoff liegen. Oft reicht es schon, ein alternatives Präparat mit dem gleichen Wirkstoff, aber mit anderen Begleitstoffen zu wählen.

Anwendungsgebiete

Unter diesem Stichwort finden Sie die Erkrankungen und Beschwerden, gegen die das Medikament wirksam ist. Für diese Fälle ist es vom Bundesinstitut für Arzneimittel und Medizinprodukte zugelassen. Voraussetzungen, daß eine Zulassung erteilt wird, sind umfangreiche klinische Studien, die an Patienten mit der betreffenden Erkrankung Wirksamkeit und Verträglichkeit belegen. Diese im Arzneimittelgesetz vorgeschriebene gründliche Prüfung gewährleistet größtmögliche Sicherheit für die Patienten.

Gegenanzeigen

Hier werden Krankheiten oder besondere persönliche Situationen aufgelistet, in denen ein Medikament keinesfalls oder nur nach gründlicher Abwägung durch den Arzt eingenommen werden darf.

Wichtig

Damit diese wichtige Entscheidung auch wirklich fundiert getroffen werden kann, müssen Sie Ihren Arzt oder Apotheker über Vorerkrankungen, weitere Krankheiten oder persönliche Umstände – etwa eine Schwangerschaft – gewissenhaft informieren.

Nebenwirkungen

Jeder Arzneistoff kann zusätzlich zu seiner erwünschten Wirkung noch weitere unerwünschte Wirkungen zeigen. Hier spricht man von Nebenwirkungen. Sie wurden im Zusammenhang mit dem Medikament beobachtet.

Der Gesetzgeber verpflichtet die Hersteller von Arzneimitteln, alle Nebenwirkungen vollständig aufzuzählen. Damit Arzt, Apotheker und Verbraucher eine bessere Einschätzung vornehmen können, mit welchen (statistischen) Wahrscheinlichkeiten die genannten Nebenwirkungen auftreten, sind die aufgezählten unerwünschten Nebenwirkungen mit verklausulierten Häufigkeitsangaben versehen:

- häufig > 10 %
- gelegentlich = 1–10 %
- selten < 1 %
- sehr selten < 0,1 %

Einzelfälle sind noch nicht quantifizierbare einzelne Ereignisse. Grundsätzlich ist das pharmazeutische Unternehmen verpflichtet, alle Nebenwirkungen zu erfassen und an die oberste deutsche Gesundheitsbehörde (Bundesinstitut für Arzneimittel und Medizinprodukte) in Berlin zu melden.

Hier werden alle Meldungen gesammelt und bewertet.

Mögliche Arzneimittelnebenwirkungen sollen ernst genommen, aber nicht überbewertet werden, denn die Chancen stehen auch bei häufig beobachteten Nebenwirkungen noch 9:1, daß man nicht darunter leiden muß. Zu den allgemein häufigen unerwünschten Wirkungen zählen Allergien; diese können durch Wirkstoffe oder auch durch die sonstigen Bestandteile ausgelöst werden oder aber durch Zusammenwirken mit bestimmten Nahrungsmitteln. Allergien können zunächst sehr harmlos verlaufen, mit der Häufigkeit steigt allerdings das Risiko ernster Komplikationen. Deshalb gilt: Bei Allergien fragen Sie Ihren Arzt oder Apotheker!

Wechselwirkungen mit anderen Mitteln

Die Wirkung mancher Arzneimittel kann durch andere Medikamente, aber auch durch Nahrungsmittel abgeschwächt oder verstärkt werden. Typische Beispiele sind Kaffee, Alkohol oder Grapefruitsaft.

Um unerkannte Wechselwirkungen zu vermeiden bzw. bekannte in der Therapie zu berücksichtigen, sprechen Sie Ihren Arzt oder Apotheker darauf an. Das gilt insbesondere, wenn Ihnen verschiedene Ärzte (z. B. Hausarzt und Facharzt) Medikamente verordnen und wenn Sie sich zusätzlich zu einer bestehenden Arzneitherapie selbst Medikamente kaufen.

Dosierungsanleitung, Art und Dauer der Anwendung

In aufwendigen Tests hat der Hersteller Ihres Medikaments ermittelt, wer welche Menge wann und wie einnehmen soll, damit eine optimale Wirkung bei möglichst geringer Arzneidosis erzielt wird. An diese Empfehlungen sollten Sie sich unbedingt halten!

Das gilt besonders, wenn Sie an Erkrankungen leiden, die die Ausscheidungskraft der Nieren beeinträchtigen und/oder die Entgiftungsleistung der Leber. Viele Arzneistoffe werden direkt über die Nieren wieder ausgeschieden. Ist die Nierenleistung vermindert, kann sich der Arzneistoff im Körper unbemerkt anreichern. Die Dosierung muß angepaßt werden. Andere Arzneistoffe werden in der Leber umgebaut in Produkte, die dann z.B. erst wirken oder nur so mit dem Harn oder Stuhl ausgeschieden werden können. Wenn die Leber nicht richtig arbeitet, muß die Dosierung geändert werden. Das sind nur Beispiele, die deutlich machen sollen, warum das Einhalten der Dosierungsempfehlung so wichtig ist.

An dieser Stelle soll auch auf die sogenannte »Einnahmezuverlässigkeit« (compliance) hingewiesen werden; bei Dauererkrankungen wie zum Beispiel Bluthochdruck ist es wichtig, das Medikament sehr regelmäßig einzunehmen, um einen konstanten Wirkstoffspiegel zu erreichen; denn nur dann kann die optimale Wirksamkeit erwartet werden. Über die Therapietreue bestimmt der Patient den Behandlungserfolg ganz wesentlich mit.

Haltbarkeit

Bewahren Sie Ihr Medikament immer in der Umverpackung und mit dem Beipackzettel auf. Ist das aufgedruckte Haltbarkeitsdatum überschritten oder bemerken Sie äußerliche Veränderungen – etwa Veränderungen der Farbe – an Ihrem Medikament, können sich Wirkstoffe und andere Bestandteile zersetzt haben. Eine gesundheitsfördernde Einnahme ist so nicht mehr garantiert. Bringen Sie diese Medikamente am besten zu Ihrem Apotheker, er wird sie sachgemäß entsorgen.

A

Abdomen: Bauch, Unterleib.

akutes Abdomen: plötzlich auftretende Beschwerden und Schmerzen im Bereich des Bauchraums. Dahinter können verschiedene Ursachen stekken. Vor allem aber kann ein akutes Abdomen auf eine sehr schwere Erkrankung im Bereich der Bauchhöhle hinweisen. Deshalb durch einen Arzt abklären lassen!

Ablaktation: Abstillen, Entwöhnung von der Muttermilch. Meist erfolgt die Ablaktation um den sechsten Lebensmonat des Säuglings. Die Milchproduktion geht während der Ablaktation zurück.

A-B-Null-System: Einteilung in die klassischen ➤Blutgruppen. Die Blutgruppen sind ein wichtiges Kriterium bei Bluttransfusionen.

Abort: Fehlgeburt; Abstoßung der Leibesfrucht innerhalb der ersten 28 Wochen.

Abortiva: Mittel zum Abbrechen der Schwangerschaft. Abortiva lösen die Wehen aus und leiten so eine Fehlgeburt ein.

Abrasio: Ausschabung, meist der Gebärmutter. Oft wird eine Abrasio zur Diagnose durchgeführt, wenn der Verdacht auf eine Geschwulsterkrankung besteht, aber auch nach einer Fehlgeburt. Bei einer Abrasio erhält der Arzt aus der Gebärmutterschleimhaut Zellmaterial, das er untersuchen kann.

Absence: wörtlich »Abwesenheit«. Absence beschreibt eine sekundenlange Geistesabwesenheit (Bewußtseinstrübung oder -verlust) ohne Erinnerungsvermögen, z. B. durch epileptische Anfälle.

Absorption: Aufnahme von Stoffen durch die Haut oder die Schleimhaut. Im Darm werden die chemisch zerlegten Bausteine der Nahrung absorbiert und dem Stoffwechsel zugeführt.

Abstinenz: Enthaltsamkeit.

Abstinenzerscheinungen: Entzugserscheinungen, z. B. bei Enthaltsamkeit von regelmäßig zugeführten (Genuß-)Giften wie Alkohol, Drogen oder Schlafmitteln. Ursache: Bei Abhängigen löst die Enthaltsamkeit körperliche Reaktionen aus, wie z. B. Schlafstörungen, Zittern, Schweißausbrüche, Ängste.

Abstrich: Entnahme von Zellmaterial, z. B. vom Gebärmuttermund, zur Untersuchung.

Abszeß: mit Eiter gefüllter, geschlossener Hohlraum im Gewebe. Ein Abszeß kann sich entwickeln, wenn sich das Gewebe nach einer Infektion mit Bakterien entzündet.

Abtreibung: künstlich eingeleitete Fehlgeburt bzw. Schwangerschaftsabbruch (siehe auch ➤ Abort).

Abusus: wörtl. »Mißbrauch«. Abusus bedeutet mißbräuchliche, z. B. zu häufige Anwendung von bestimmten Arzneimitteln oder zu starker Konsum von Genußgiften. Typische Beispiele sind Beruhigungsmittelabusus und Alkoholabusus.

Aceton: organische Flüssigkeit mit aromatischem, obstartigem Geruch. Aceton wird als Lösungsmittel verwendet . Bei ➤ Ketonurie wird Aceton mit Urin und Atemluft ausgeschieden und erzeugt einen typischen Geruch.

Acetylsalicylsäure (ASS): weit verbreitetes Schmerzmittel, typischer Vertreter: Aspirin. In niedriger Dosierung wird ASS auch als Mittel zur Verbesserung der Fließfähigkeit des Blutes eingenommen, z. B. nach einem Herzinfarkt. Bei längerer Anwendung können Magenprobleme auftreten.

Achillessehne: Sehne oberhalb der Ferse. Einriß oder totaler Riß der Achillessehne sind typische Sportverletzungen. Meist ist diese durch lange Überlastung bereits vorgeschädigt.

Achromatopsie: totale Farbenblindheit. Bilder und Umgebung erscheinen farblos. Die Wahrnehmung gleicht dem Sehen eines Gesunden bei Dämmerlicht. Achromatopsie kann erblich bedingt oder erworben sein.

Acidum/Acida: lateinische Bezeichnung für Säure/Säuren, z. B. Acidum aceticum = Essigsäure.

Adaktylie: angeborenes Fehlen einzelner Finger oder Zehen.

Adaptation: wörtlich Anpassungsvermögen. Beispiel Auge: Beim Übergang vom Hellen in die Dämmerung oder vom Dunkeln ins Sonnenlicht braucht das Auge eine gewisse Zeit, um sich an die neuen Lichtverhältnisse zu gewöhnen. Erst danach kann man wieder gut sehen.

Adenokarzinom: Krebsgeschwulst, das vom Drüsengewebe ausgeht.

Adenom: vom Drüsengewebe ausgehende gutartige Geschwulst.

Ader: Blutgefäß. Der Begriff Ader umfaßt sowohl Arterien als auch Venen.

Adipositas: Fettleibigkeit. Nicht jedes Übergewicht gilt automatisch als Adipositas. Hiervon spricht man erst, wenn das Normalgewicht um mindestens 20 Prozent überschritten wird. Neben Kalorienverbrauch durch körperliche Aktiviät und Kalorienaufnahme durch Essen und Trinken spielt für die Entwicklung einer Adipositas wahrscheinlich auch eine erbliche Veranlagung eine Rolle. Nur bei einem kleinen Kreis übergewichtiger Menschen stecken Hormonstörungen hinter der Adipositas.

Adjuvans: wörtlich Unterstützung. Darunter versteht man begleitende Maßnahmen, die eine Behandlung unterstützen, z. B. ein Medikament oder eine Substanz, welche die Wirkung einer anderen Arznei unterstützt.

Adnexitis, Adnexentzündung: Unterleibsentzündung, z. B. durch bakterielle Infektion bedingte Eileiterentzündung.

Adoleszenz: Lebensphase des Heranwachsens. Adoleszenz umfaßt den Zeitraum zwischen Pubertätsbeginn und Erwachsenenalter. Bei Jungen reicht sie etwa vom 14. bis 25. Lebensjahr, bei Mädchen etwa vom 12. bis 21. Lebensjahr.

Adrenalin: Hormon des Nebennierenmarks. Volkstümlich auch »Alarm-

A

hormon« genannt, da es in Streßsituationen vermehrt freigesetzt wird. Adrenalin beeinflußt Körperfunktionen und versetzt den Organismus in die Lage, auf Gefahren besser reagieren zu können: Vermehrte Adrenalinausschüttung verbessert die Versorgung mit Sauerstoff, erhöht den Herzschlag, so daß die Organe besser durchblutet werden, mobilisiert Energiereserven aus Leber und Muskeln, läßt den Blutdruck steigen und erhöht die Reaktions- und Konzentrationsfähigkeit. Befindet sich der Körper nicht im Alarmzustand, hält Adrenalin die Körperfunktionen innerhalb ihrer Normalwerte. Medizinisch wird es bei Herz-Kreislauf-Stillstand und beim allergischen Schock eingesetzt.

Adstringens, Adstringenzien: wörtlich »zusammenziehende Stoffe«. Typische Vertreter sind Gerbstoffe. Adstringenzien werden vor allem im Mund- und Rachenbereich verwendet. Sie wirken antibakteriell, blutstillend und entzündungshemmend.

Aerobier, aerobe Bakterien: Bakterienarten, die nur in Gegenwart von Sauerstoff wachsen können.

Info

Was bedeuten Zusatzbezeichnungen?

Manche Medikamente tragen Zusatzbezeichnungen im Namen. Hier die Bedeutung der am häufigsten benutzten:

- **retard:** Der Wirkstoff wird nicht auf einmal, sondern über einen längeren Zeitraum freigegeben. Deswegen müssen Retard-Mittel nicht so häufig eingenommen werden.
- **Depot:** Auch hier erfolgt die Freisetzung des Wirkstoffes über einen längeren Zeitraum.
- **forte:** Viele Arzneimittel gibt es in verschiedenen Stärken. Mit diesem Begriff werden meist die stärkeren und höher dosierten Varianten bezeichnet.
- **mite:** Meist handelt es sich hier um die schwächere, niedriger dosierte Variante.
- **long:** Meist ist hier der Wirkstoff so zubereitet, daß die Wirkung länger als normal anhält.

Aerophagie: Luftschlucken, z.B. bei Magenerkrankungen oder bei psychischen Störungen, aber auch beim

Säugling während des Trinkens. Um übermäßige Gasansammlungen im Magen-Darm-Trakt zu verhindern, muß der Säugling nach der Mahlzeit sein »Bäuerchen« machen.

Aerosol: Winzige feste oder flüssige Teilchen, die in Luft fein verteilt sind. Spezielle Aerosolgeräte vernebeln bestimmte Medikamente mit Hilfe eines unter Druck stehenden Gases. Auf diese Weise gelangen die Arzneistoffe besser an ihren Bestimmungsort. Vor allem werden Aerosole zur Behandlung von Erkrankungen der oberen Atemwege eingesetzt (➤Dosieraerosol).

Aesculus hippocastanum: Roßkastanie. Der Extrakt wird häufig bei Venenleiden eingenommen.

Affekt: erregter Gemütszustand, Kurzschlußhandlung.

Aflatoxine: von bestimmten Schimmelpilzen gebildete Stoffe. Aflatoxin gilt als stark krebsauslösender Stoff. Aflatoxine kommen vor allem auf verschimmeltem Brot oder verschimmelten Nüssen vor.

After: Abschlußorgan des Darmes (➤Anus).

Agitiertheit: Erregung, Unruhe, z.B. bei psychischen Erkrankungen.

Agoraphobie: Platzangst; Angst, allein auf die Straße oder öffentliche Plätze zu gehen. Begleitung durch Vertrauenspersonen nimmt meist die Angst. Agoraphobie läßt sich z.B. mit Verhaltenstherapie gut behandeln.

Akinese: Bewegungslosigkeit, Bewegungsstarre. Weil die Mimik fehlt, zeigen die Patienten ein »Maskengesicht«. Ursache z.B. ➤Parkinsonsche Krankheit.

Akkommodation: Anpassung, z.B. des Auges, um in der Nähe oder Ferne scharf zu sehen. ➤Alterssichtigkeit.

Akne: Hauterkrankung, Erkrankung der Talgdrüsen im Bereich der Haarwurzeln. Oft beeinflußt durch Hormone. Verstärkte Talgproduktion, Verhornung und Verstopfung der Poren führen zu »Mitessern«, Entzündungen und Vernarbungen.

A

Akne vulgaris: Hauterkrankung während der Pubertät, verschwindet in der Regel im Erwachsenenalter. Tritt meist auf Hautbezirken mit vielen Talgdrüsen auf: Gesicht, Nacken, Brust, Rükken. Zu starke Verhornung verschließt die Talgausfuhrgänge der Talgdrüsen. Vermehrte Talgproduktion verstopft die Ausfuhrgänge. Sichtbare Zeichen sind »Mitesser«. Kommt eine bakterielle Entzündung hinzu, entstehen die typischen Pickel und Papeln. Wenn trotz hygienischer Maßnahmen die Akne vulgaris zu stark ist, wird ärztliche Behandlung notwendig. Eine spezielle Diät hilft in aller Regel nicht, da Akne vulgaris nicht von der Ernährung abhängt.

akustisch: auf das Gehör bezogen, zu hören.

akut: plötzlich auftretender, schneller, heftiger Verlauf, meist jedoch von kürzerer Dauer (Gegensatz zu ➤chronisch).

Albumin: wichtigste Klasse der körpereigenen Eiweißstoffe (➤Proteine). 50 bis 60 Prozent der im Blut enthaltenen Eiweiße sind Albumine. Bei bestimmten Krankheiten vermehrt im Harn nachweisbar.

Albuminurie: Eiweiß im Harn. Es kann sich um Albumine, aber auch um andere Eiweiße handeln. Ursache kann beispielsweise eine Nierenentzündung oder Nierenerkrankung sein.

Aldosteron: Hormon der ➤Nebennierenrinde mit besonderer Wirkung auf den Mineralhaushalt, beeinflußt z. B. Natrium-, Kalium- und Wasserhaushalt.

alimentär: mit der Ernährung zusammenhängend, z. B. alimentäre Fettsucht (➤Adipositas).

alkalisch: chemischer Begriff, der das gleiche wie basisch bedeutet (chemisch das Gegenteil von sauer).

Alkaloide: kompliziert gebaute stickstoffhaltige Pflanzenstoffe mit oft starker Wirkung, z. B. Nikotin, Strychnin, Morphin. Zur Zeit sind etwa 300 Alkaloide bekannt.

Allantoin: Substanz, die in vielen Hautpflegeprodukten eingesetzt wird.

Allantoin ist ein Stoffwechselprodukt von Säugetieren, allerdings nicht von Affen und Menschen.

Allergen: Stoff, der Überempfindlichkeitsreaktionen (➤ Allergie) auslöst. In Frage kommt jeder Stoff, der nicht körpereigen ist. Allergene werden unterschieden nach der Art des Eindringens in den Körper und nach der Art ihres Wirksamwerdens.

1. Inhalations-Allergene: z. B. Pollen, Schimmelpilze, Hausstaub, Tierhaare. Sie lösen vor allem Beschwerden der Atemwege aus (Schnupfen, Asthma), aber auch Haut- und Darmreaktionen.
2. Nahrungsmittel-Allergene: führen vor allem zu Beschwerden des Verdauungstrakts, aber auch Haut und Atemwege können reagieren.
3. Kontakt-Allergene: dringen über die Haut in den Körper ein. Häufige Auslöser sind Modeschmuck, Metallknöpfe, Lösemittel, einige Farbstoffe. Meist reagiert der Körper mit einem ➤ Ekzem oder mit Asthma.
4. Injektions-Allergene: vor allem tierische Gifte, die z. B. von Insekten in die Haut gespritzt werden (Bienenstich, Wespenstich). Auch Medikamente können als Allergene wirken.

Allergenkarenz: Vermeiden der Allergene, wichtiger Bestandteil der Allergiebehandlung. Sie setzt voraus, daß der Patient seine Allergie-Auslöser kennt. Dennoch läßt sich Allergenkarenz meist nicht vollständig durchhalten.

Allergie: überempfindliche, von der Norm abweichende (= allergische) Reaktion des Körpers auf Kontakt mit einem bestimmten Stoff (➤ Allergen). Zugrunde liegt eine Überreaktion des Immunsystems, das eine an sich harmlose Substanz mit aller Kraft bekämpft. Die Überreaktion kann bereits einige Sekunden nach dem Kontakt, aber auch Stunden oder einige Tage später auftreten. Niemals tritt sie jedoch beim ersten Kontakt auf: Der Körper braucht mindestens einen (oder mehrere Kontakte), um die Allergie zu entwickeln. Häufig reagiert der Organismus allergisch auf Substanzen, die er jahrelang vertragen hat. Hat sich die Allergie erst einmal entwickelt, reagiert der Körper schon auf kleinste Mengen des ➤ Allergens. Oft entwickeln sich weitere Überempfindlichkeiten (siehe auch ➤ Kreuzallergie).

A

Allergiediät: Ernährungsform, mit der sich ➤ Allergene aufspüren oder, falls bereits bekannt, vermeiden lassen.

Allergologe: Arzt einer besonderen Fachrichtung, Spezialist für ➤ Allergien.

Allergologie: Lehre von den ➤ Allergien.

Allium sativum: Knoblauch; enthält Knoblauchöl und andere Verbindungen. Als Extrakt oder Knoblauchöl vorbeugend zur Einnahme gegen ➤ Arteriosklerose.

Allopathie: Heilmethode der »Schulmedizin«, der ➤ Homöopathie entgegengesetzt. Die Allopathie setzt Mittel ein, die beim Gesunden Symptome hervorrufen, die den Krankheitsbeschwerden entgegengesetzt sind, also z. B. die Erreger bekämpfen (➤ Antibiotikum).

Aloe: bitter schmeckende braune Masse, gewonnen aus dem Saft der Aloeblätter. Zur Einnahme als Abführmittel.

Alopezie: »Kahlheit«, Begriff für vermehrten Haarausfall. Alopezie wird nach den Ursachen unterschieden, die Formen der Kahlstellen sind verschieden.

Alpha-Rezeptorenblocker: auch Alpha-Blocker genannt. Substanzen, die die sog. Alpha-Rezeptoren (Empfangsstellen für bestimmte Nervenreize bzw. Botenstoffe) am Erfolgsorgan blockieren. Ein Teil der Alpha-Rezeptoren sitzt in der Gefäßwand bestimmter ➤ Arterien. Werden sie durch die entsprechenden Botenstoffe gereizt, ziehen sich die Gefäße zusammen, und der Blutdruck steigt. Wenn jedoch Alpha-Rezeptorenblocker – das sind bestimmte Substanzen in Medikamenten – die Empfangsstationen besetzen und blockieren, können die körpereigenen Botenstoffe nicht mehr andocken: Die Reaktion des Organismus unterbleibt, der Blutdruck sinkt. Deshalb werden Alphablocker zur Behandlung von Bluthochdruck eingesetzt.

Alveole: Lungenbläschen. Ihre Gesamtoberfläche beträgt 70 bis 80 Quadratmeter. Hier findet der Gasaustausch zwischen Atemluft und Blut statt: Sauerstoff gelangt ins Blut, Kohlendioxid wird abgegeben und ausgeatmet.

Alzheimer Krankheit: Alterserkrankung, die mit einem Abbau des Gehirns einhergeht. Sie tritt vor allem bei Frauen zwischen dem 40. und dem 90. Lebensjahr auf. Frühe Symptome: Erinnerungslücken, Leistungsabbau, Orientierungsstörungen. Die Ursachen dieser Erkrankung sind noch nicht bekannt.

Amalgam: Verbindung (Legierung) eines Metalls mit Quecksilber. Gebräuchlich als Zahnfüllung, da Amalgam relativ kostengünstig ist. Amalgam ist jedoch umstritten. Die Hinweise auf seine schädlichen Auswirkungen häufen sich.

Amara: Bittermittel, z. B. in Magenbitter. Es soll die Magensaftproduktion anregen.

Amboß: Einer der ➤ Gehörknöchelchen im Innenohr.

ambulant/Ambulanz: wörtlich »hin und her gehend«. Patienten werden nicht in ein Krankenhaus aufgenommen (»stationär«), sondern kommen z. B. zur Untersuchung und gehen dann wieder nach Hause.

Amenorrhö: Ausbleiben der monatlichen Regelblutung. Als Ursache kommen Hormonstörungen, Krankheiten oder auch Streß in Frage.

Aminosäuren: einfachste Bausteine von Eiweiß, enthalten Stickstoff. Im Körper sind 25 Aminosäuren bekannt, davon kann der Organismus 10 nicht selbst herstellen. Diese 10 Aminosäuren heißen ➤ essentielle Aminosäuren und müssen mit der Nahrung aufgenommen werden.

Amnesie: Gedächtnisstörung, Erinnerungslücke. Zeitlich begrenzt.

Amöbenruhr: Infektionskrankheit des Darmes. Sie wird durch bestimmte einzellige Kleinstlebewesen (Amöben) hervorgerufen, die sich im Stuhl nachweisen lassen. Typisches Symptom: starke Durchfälle.

Amphetamin: mit ➤ Adrenalin verwandter Stoff. Amphetamine putschen auf und werden deshalb auch ➤ Weckamine genannt. Sie wirken als Appetitzügler. Vorsicht: Amphetamine können Sucht erzeugen! Ein Teil der modernen, synthetischen Drogen basiert auf Amphetamin.

Amputation: Entfernen/Abnehmen eines Körperteils.

Anabolika: mit den männlichen Geschlechtshormonen verwandte Arzneistoffe, die den Eiweiß- und damit Muskelaufbau fördern. Zur Leistungssteigerung von einigen Sportlern mißbrauchte Substanz mit erheblichen Nebenwirkungen: Rückbildung der Hoden, Unfruchtbarkeit beim Mann, Vermännlichung bei Frauen, erhöhtes Arteriosklerose-Risiko, gestörte Leberfunktion, Aggressivität.

Anaerobier: Bakterien, die nur in einer Umgebung ohne Sauerstoff existieren können.

anal: zum After = Darmendabschnitt gehörig.

Analeptika: Stoffe mit direkter, erregender Wirkung auf bestimmte Funktionszentren im Gehirn. Typischer Vertreter: Coffein.

Analfissur: Riß der Darmschleimhaut im Bereich des Schließmuskels. Typische Beschwerden sind Schmerzen, die beim Stuhlgang einsetzen und dann anhalten. Abklärung durch einen Arzt notwendig.

Analgesie: Unterdrückung der Schmerzempfindung (z. B. durch Verabreichung von ➤ Analgetika).

Analgetika: schmerzstillende Arzneistoffe. Besonders starke Analgetika sind Morphin und synthetische Betäubungsmittel. Vorsicht: Suchtgefahr! Weniger starke, aber dennoch wirksame Analgetika ohne Suchtpotential sind ➤ Acetylsalicylsäure, ➤ Paracetamol, ➤ Ibuprofen.

Anämie: volkstümlich »Blutarmut«. Die Zahl der roten Blutkörperchen oder ihr Gehalt an rotem Blutfarbstoff (➤ Hämoglobin) sinkt unter das normale Maß. Dadurch ist die Sauerstoffversorgung des Körpers behindert. Mediziner unterscheiden verschiedene Formen von Anämie.

Anamnese: Vorgeschichte einer Krankheit. Sie hilft dem Arzt, eine Krankheit zu diagnostizieren.

Anaphylaktische Reaktion, anaphylaktischer Schock: Überempfindlichkeitsreaktion (➤ Allergie) in ihrer heftigsten Form. Kreislaufstörungen mit starkem Blutdruckabfall, Herzrasen und Bewußtlosigkeit möglich. Im schlimmsten Fall entsteht eine lebensbedrohliche Situation.

Anästhesie: Unempfindlichkeit gegenüber Reizen, als Folge bestimmter Krankheiten oder von Schmerzausschaltung mittels Arzneien, z. B. durch Betäubungsmittel.

Anatomie: Lehre vom Bau der Körperteile.

Anazidität: Mangel oder Fehlen von Magensäure. Folge einiger Magenkrankheiten.

Androgene: Sammelbegriff für die männlichen Sexualhormone; wichtigster Vertreter: ➤ Testosteron. Androgene steuern unter anderem die Ausbildung der männlichen Geschlechtsorgane, der Spermien, des typisch männlichen Knochenbaus und Behaarungstyps. Auch die weiblichen Eierstöcke bilden Androgene, allerdings in geringeren Mengen als der männliche Hoden.

Info

Was bedeutet »N«?

Hinter dem Namen eines Medikaments steht manchmal ein »N«. Es bedeutet »neu« und sagt aus, daß bei diesem Präparat die Zusammensetzung der Inhaltsstoffe dem Stand der Wissenschaft entsprechend verändert wurde.

Die Angaben N 1, N 2 oder N 3, die außen auf die Arzneimittelpackungen gedruckt sind, haben damit nichts zu tun (siehe Seite 35).

Andrologie: Männerheilkunde. Sie beschäftigt sich mit Bau und Funktion der männlichen Geschlechtsorgane, hauptsächlich in Bezug auf die Zeugungsfähigkeit.

Aneurysma: sackartige Erweiterung eines Abschnittes eines arteriellen Blutgefäßes oder der Herzwand.

A

Angina: wörtlich »Verengung«. Volkstümliche Bezeichnung für Mandelentzündung. Die Entzündung der Gaumenmandeln wird durch Bakterien hervorgerufen.

Angina pectoris: wörtlich »Herz- oder Brustkorbenge«. Ursache können verschiedene Erkrankungen des Herzens sein, die zu Sauerstoffmangel des Herzmuskels führen. Auslöser sind z. B. körperliche Anstrengungen, Aufregungen, Streß. Die Symptome sind gürtelförmiges Engegefühl um den Brustkorb mit Erstickungsanfall, Atemnot bis zur Todesangst.

Ankylose, Ankylosis: Versteifung eines Gelenks bis zur vollständigen Bewegungsunfähigkeit. Ursachen sind Knorpelverlust und knöcherne Wucherungen in das Gelenk hinein, z. B. bei Gelenkabnutzung im Alter (➤ Arthrose) und entzündlichen Gelenkerkrankungen (➤ Arthritis, ➤ Rheuma, ➤ chronische Polyarthritis).

Anomalie: Unregelmäßigkeit, von der Norm abweichende Entwicklung, Mißbildungen. Ursache können z. B. Mangelerscheinungen sein.

Anorexie, Anorexia: verminderte Nahrungsaufnahme bis hin zur vollständigen Nahrungsverweigerung; ist auch als ➤ »Magersucht«, »Pubertätsmagersucht« bekannt. Ursache sind häufig psychische Probleme in der Pubertät, z. B. bei Mädchen mit der Entwicklung zur Frau. Magersüchtige brauchen dringend psychologische und/oder ärztliche Hilfe!

Anovulatorischer Zyklus: monatlicher ➤ Zyklus der Frau ohne Eisprung. Ursache ist meistens eine Hormonstörung.

Antazida: Arzneimittel zur Neutralisation von Magensäure. Antazida eignen sich zur Behandlung, wenn der Magen zu viel Salzsäure produziert oder wenn die Selbstschutzmechanismen seiner Schleimhaut gestört sind, z. B. bei ➤ Sodbrennen, Magengeschwür (➤ Ulkus), Magenschleimhautentzündung (➤ Gastritis).

Anthelmintika: Arzneimittel gegen Wurmbefall.

Antiallergika: Arzneimittel gegen Erscheinungen, die bei ➤ Allergien auftreten, wie z. B. Hautausschlag, Rötung, Juckreiz, Schwellung. Es gibt verschiedene Antiallergika mit unterschiedlichen Wirkprinzipien, beispielsweise ➤Antihistamine, ➤Cromoglicinsäure, ➤Corticosteroide.

Antiandrogene: Arzneimittel, die die Wirkung der männlichen Geschlechtshormone hemmen. Sie sind auch in manchen Anti-Baby-Pillen enthalten und wirken z. B. gegen übermäßige Behaarung, Akne oder Haarausfall.

Antiarrhythmika: Arzneimittel zur Behandlung von ➤Herzrhythmusstörungen.

Antiasthmatika: Arzneimittel zur Behandlung von ➤Asthma.

Anti-Baby-Pille: umgangssprachlicher Begriff für hormonhaltige Arzneimittel zur Empfängnisverhütung. Die in der »Pille« enthaltenen weiblichen Geschlechtshormone (➤Östrogene, ➤Gestagene) täuschen im Körper eine Schwangerschaft vor und verhindern einen normalen Eisprung mit Befruchtungsfähigkeit.

Info

Rauchstop bei Anti-Baby-Pille

Frauen, die mit der Anti-Baby-Pille verhüten, sollten auf keinen Fall rauchen! Denn bei ihnen erhöht sich deutlich die Gefahr, einen Herzinfarkt oder Schlaganfall zu erleiden. Das gilt vor allem für Frauen ab 30. Je mehr Lebensjahre und je mehr Zigaretten am Tag, desto größer ist das Risiko. Deshalb gilt: Wer trotzdem mit dem Rauchen nicht aufhören kann oder will, sollte auf eine andere Methode der Empfängnisverhütung umsteigen.

Antibiotika: Sammelbegriff für Arzneimittel zur Behandlung von bakteriellen Infektionskrankheiten. Antibiotika hemmen entweder das Wachstum der Bakterien, oder sie töten sie ab. Um mit der Behandlung auch alle krankmachenden Bakterien zu vernichten, müssen Antibiotika eine bestimmte Zeit lang eingenommen werden. Vorzeitiger Behandlungsabbruch kann die Erfolge zunichte machen. Antibiotika gehen mehr oder weniger spezifisch vor: ➤Breitband- Antibiotika wirken gegen viele Bakterienarten,

A

andere Antibiotika dagegen nur gegen einzelne Arten. Antibiotika sind wirkungslos gegen krankmachende Pilze und gegen Viren (z. B. Grippeviren). Das Problem zu häufiger Antibiotika-Behandlungen: Bakterien sind sehr wandlungsfähig und können unempfindlich gegenüber einem Antibiotika werden. Ein klassischer Vertreter der Antibiotika ist das ➤ Penizillin.

Antidepressiva: Arzneimittel gegen ➤ Depressionen. Sie gehören zu den ➤ Psychopharmaka.

Antidiabetika: Arzneimittel zur Behandlung der Zuckerkrankheit (➤ Diabetes).

Antidiarrhoika: Arzneimittel zur Behandlung von Durchfallerkrankungen.

Antidot: Gegenmittel, z. B. bei Vergiftungen.

Antiemetika: Arzneimittel zur Verhinderung von Erbrechen und Übelkeit, z. B. bei Reisekrankheit.

Antigen: Substanz, die in den Körper eindringt und vom ➤ Immunsystem als fremd erkannt wird. Ein Antigen löst eine Abwehrreaktion aus: Das Immunsytem bildet exakt angepaßte ➤ Antikörper, um das Antigen zu bekämpfen.

Info

Antibiotika einnehmen – gewußt wie

■ Falls nicht anders verordnet, sollten Sie Antibiotika zwischen den Mahlzeiten einnehmen. Zu diesem Zeitpunkt ist der Magen nämlich weniger sauer und greift den Wirkstoff weniger an.

■ Einige Antibiotika zeigen Wechselwirkungen mit Milch und Milchprodukten. Vor allem die Tetrazykline zählen hierzu. Nehmen Sie deshalb Antibiotika vorsichtshalber nicht mit Milch ein.

■ Halten Sie die vom Arzt oder Beipackzettel empfohlene Dosierung und Dauer der Behandlung ein.

Antihistaminika: Arzneimittel gegen ➤ Allergien und deren Beschwerden (siehe auch ➤ Antiallergika). Unerwünschte Begleiterscheinungen vieler Antihistaminika sind Müdigkeit und

Beeinträchtigung der Reaktionsfähigkeit, z. B. im Straßenverkehr. Da es verschiedene Antihistaminika gibt, lohnt sich die Suche nach dem Mittel mit den geringsten Nebenwirkungen.

Antihormone: Substanzen, die die Wirkung von Hormonen aufheben bzw. hemmen.

Antihypertonika/Antihypertensiva: Mittel zur Senkung eines krankhaft erhöhten ➤Blutdrucks.

Antikoagulanzien: Mittel mit gerinnungshemmenden Eigenschaften. Sie verändern bzw. heben die körpereigene Blutgerinnung auf. Verwendung z. B. nach Herzinfarkt, um Gerinnselbildung in den Gefäßen (➤Embolie) zu vermeiden.

Antikonvulsiva: Mittel gegen Krämpfe, z. B. gegen epileptische Krämpfe.

Antikonzeptivum: Mittel zur Empfängnisverhütung (➤Anti-Baby-Pille).

Antikörper: Eiweißkörper, die vom Körper gebildet werden und im Rahmen der Immunabwehr Krankheitserreger (➤Antigene) unschädlich machen. Antikörper wirken gezielt nur gegen ganz bestimmte Erreger (siehe auch ➤Impfung).

Antimykotikum: Mittel gegen Pilzerkrankungen des Körpers.

Antineuralgikum: schmerzstillendes Mittel.

Antiöstrogene: Mittel, die verhindern, daß Östrogen seine Wirkung entfalten kann; Verwendung z. B. in der Krebstherapie.

Antiphlogistikum: Mittel mit entzündungshemmender Wirkung, z.B gegen entzündungsbedingte Schwellungen und dadurch verursachten Schmerz; Verwendung beispielsweise bei ➤Rheuma.

Antipsychotika: Mittel zur Behandlung psychischer Erkrankungen.

Antipyretika: Mittel zum Senken von ➤Fieber.

Antirheumatika: Mittel zur Behandlung rheumatischer Erkrankungen.

A

Rheumatische Erkrankungen haben verschiedene Ursachen. Sie werden deshalb auch ganz unterschiedlich behandelt. Man verwendet nicht-steroidale Antirheumatika, kurz ➤NSAR genannt, oder bei unzureichender Hilfe sogenannte Basis-Antirheumatika; zu diesen gehören beispielsweise Goldverbindungen oder Stoffe, die eine überschießende falsche Abwehrreaktion des ➤Immunsystems unterbinden.

Antisepsis: wörtlich »gegen Fäulnis«; Hemmung bzw. Vernichtung der Wundinfektionserreger, z. B. mit Desinfektionsmitteln vor einer Operation.

Antiseptika: keimhemmende oder -vernichtende Mittel.

Antiserum: ➤Serum (aus Blut gewonnen), das bestimmte Abwehrstoffe gegen eine Krankheit enthält. Geeignet zur ➤Impfung, z. B. gegen Wundstarrkrampf (Tetanus) oder die durch Zecken übertragene Frühsommermeningoenzephalitis (FSME).

Antiskabiosa: Mittel zur Behandlung der Krätze.

Antithrombotikum: Mittel zur Gerinnungshemmung, z. B. zur Vermeidung von ➤Thrombosen, Blutgerinnselbildung.

Antitussiva: Mittel gegen Husten, vor allem bei trockenem Hustenreiz.

Anurie: zu geringe Harnbildung bzw. -ausscheidung; mehrere Ursachen möglich. Abklärung durch den Arzt!

Anus: auch ➤After: Abschlußorgan des Darmes. Anus praeter: künstlicher Darmausgang.

Anxiolyse: Minderung von Angstgefühlen.

Anxiolytika: Medikamente zur Lösung von Angst- und Spannungszuständen. Typischer Vertreter: Valium.

Aorta: große Körperschlagader, Ausgang aus der linken Herzkammer.

Apathie: dauernde oder vorübergehende Teilnahmslosigkeit.

apathogen: Der Begriff beschreibt Bakterien, die keine Krankheitserreger sind, die also nicht krankmachen und den Organismus nicht schädigen.

Apgar: Punkt-Schema, mit dem sich der Gesundheitszustand von Neugeborenen beurteilen läßt. Benannt nach der Erfinderin *Virginia Apgar*, einer amerikanischen Ärztin.

Aphonie: Stimmlosigkeit.

Aphthen: weiße, rot geränderte Flecken auf der Mundschleimhaut, entzündliche Veränderung der Schleimhaut. Häufig schmerzhaft und wiederkehrend.

Aplastische Anämie: spezielle Form der Blutarmut.

Apnoe: nächtlicher Atemstillstand, Atemlähmung. Hauptsächlich betroffen sind Männer, die schnarchen und Übergewicht haben. Erste Hinweise: morgendliche Müdigkeit, tagsüber »Sekundenschlaf«. Abklärung durch den Arzt notwendig, Behandlung möglich.

Apoplexie/apoplektischer Insult: Gehirnschlag, Schlaganfall.

Appendix: wörtlich »Anhängsel, Anhangsgebilde«. Bezeichnung auch für den Wurmfortsatz des Blinddarms (umgangssprachlich als Blinddarm bezeichnet).

Appendizitis: Entzündung des Wurmfortsatzes des Blinddarms (volkstümlich »Blinddarmentzündung«).

Applikation: Verabreichen von Arzneimitteln.

Approbation: wörtlich »Zustimmung, Anerkennung«; z. B. Anerkennung als Arzt oder Apotheker.

approximal: dem nächsten zugewandt, angenähert.

Aqua: Wasser.

Arachidonsäure: mehrfach ungesättigte Fettsäure tierischer Herkunft.

Arbutin: Wirkstoff aus den Bärentraubenblättern, tötet Keime ab; Verwendung bei Blasenkatarrh.

Arginin: Aminosäure, Baustein in Eiweißkörpern.

A

Arnica montana (Bergwohlverleih, Arnika): Heilpflanze. Äußerlich zur Wundbehandlung und bei Prellungen, z. B. als Tinktur, Salbe, Gel, Creme.

Arrhythmie: Herzrhythmusstörungen, unregelmäßiger Herzschlag.

Artemisia absinthium: Wermutkraut; innerlich angewendet als Bittermittel, um den Appetit zu steigern und die Produktion von Verdauungssäften anzuregen.

arterielles Blut: sauerstoffreiches hellrotes Blut in den ➤Arterien bzw. Lungenvenen. Es beliefert alle Körpergewebe mit dem lebensnotwendigen Sauerstoff.

arterielle Verschlußkrankheit (AVK): Verengungen der arteriellen Blutgefäße; Ursache ist vor allem ➤Arteriosklerose (Gefäßverkalkung). Als Folge kann die Blutversorgung des entsprechenden Gewebes gestört werden, z. B. ➤Angina pectoris. Außerdem kann sich ein Blutgerinnsel bilden und das Gewebe vollständig von der Blutversorgung abschneiden, z. B. bei einem ➤Herzinfarkt.

Arteriole: kleinstes arterielles Blutgefäß, das sich in die noch kleineren ➤Kapillaren verzweigt.

Arteriosklerose: (gr. skleros = hart) umgangssprachlich »Arterienverkalkung« oder »Gefäßverkalkung«. Medizinisch: Ablagerungen an den Innenwänden der Arterien, die schließlich verhärten und dafür sorgen, daß die Arterien ihre Elastizität verlieren. Als Folge kann die Durchblutung nachfolgender Gewebe gestört sein. Risikofaktoren sind u.a. erhöhte ➤Cholesterinwerte und ➤Bluthochdruck.

Arthralgie: Gelenkschmerz.

Arthritis: Gelenkentzündung, verschiedene Ursachen möglich. Betroffen sind ein oder mehrere Gelenke. Typische Beschwerden sind: Gelenkschwellung, -schmerzen, Einschränkung der Beweglichkeit.

Arthrose: Abnutzungserscheinung der Gelenke, eine im Alter ganz normale Erscheinung. Übermäßige oder in jungen Jahren auftretende Abnutzung gilt als Krankheit; Ursache z. B. zu starke Belastung, Leistungssport,

Fehlbelastungen als Folge von Haltungsfehlern oder angeborenen Gelenkfehlstellungen, starkes Übergewicht. Arthrose geht mit der Zerstörung des Gelenkknorpels und der Gelenkhaut einher und ist deshalb schmerzhaft.

Arthroskopie: Betrachtung des Gelenkinnenraums durch ein röhrenförmiges Spezialinstrument, das unter Narkose in den Gelenkhohlraum eingeführt wird. Sein optisches System liefert Bilder vom Innenraum und ermöglicht eine Diagnose und oft auch Behandlung, ohne das Gelenk chirurgisch zu öffnen.

Arzneiform: allgemeine Bezeichnung für Darreichungsformen, wie Tablette, Saft, Zäpfchen.

Arzneigaben: Mengenangaben für ein fertiges Arzneimittel, etwa 1 Teelöffel = 5 ml Saft.

Arzneimittel: zur Anwendung verarbeitete Arzneistoffe.

Arzneistoff: Stoff, der für die Therapie von Krankheiten angewendet wird.

Ascorbinsäure: Vitamin C.

Asepsis/aseptisch: Keimfreiheit/keimfrei.

Askariden: Spulwürmer, die als Parasiten im Darm von Mensch und Tier leben. Die Aufnahme der Wurmeier erfolgt mit der Nahrung, die Larven schlüpfen in der Blutbahn und können auf ihrem Weg in den Darm Leber und Lunge schädigen.

Aspergillus: Schimmelpilzgattung.

Aspiration: Ansaugen, Einatmen bzw. Eindringen flüssiger Stoffe in die Atemwege (z.B. Aspiration des Mageninhalts); Gefahr für Bewußtlose!

Assimilation: Prozeß im Stoffwechsel: vor allem Aufbau körpereigener Substanzen aus Nahrungsbestandteilen, die vom Darm aufgenommen wurden.

Asthenie/Asthenia: Kraftlosigkeit, Schwäche.

Asthma: wörtlich »schweres, kurzes Atmen«; Anfälle von Atemnot. Ge-

A

meint ist meist Bronchialasthma (Asthma bronchiale): Ursache ist eine Verengung der Luftwege. Typisch für Asthma bronchiale sind ein pfeifender Atem und immer wiederkehrende Anfälle von Atemnot. Unterschiedliche Auslöser sind möglich: Häufige Ursache sind ➤Allergene. Auch Infektionen oder körperliche Anstrengung können Asthmaanfälle auslösen. Zwar kann man Asthma nicht heilen, doch lassen sich die Zahl und die Stärke der Anfälle durch eine entsprechende Behandlung oder Lebensweise reduzieren. Während eines Anfalls helfen Medikamente, die die Bronchien erweitern und so die Atmung erleichtern.

Astigmatismus: Fehlsichtigkeit durch Verkrümmung der Hornhaut. Spezielle Brillengläser können diesen Fehler ausgleichen.

Aszites/Ascites: Bauchwassersucht, Ansammlung von Flüssigkeit in der freien Bauchhöhle.

Ataxie: gestörter Bewegungsablauf, so daß Bewegungen mit Händen und Füßen nicht mehr bewußt und gezielt ausgeführt werden können.

Atemdepression: Herabsetzung der Funktionsfähigkeit der Atem(selbst)-steuerung, z. B. unter Narkose.

Atemgifte: über die Lungen eingeatmete Giftstoffe, wie z. B. Kohlenmonoxid oder ätzende Gase.

Atemlähmung: Ausfall der Atemtätigkeit, z. B. durch Lähmung des ➤Atemzentrums.

Atemzentrum: im Gehirn gelegenes Nervenzentrum, das die Atmung »automatisch« steuert und den jeweiligen Bedürfnissen des Organismus anpaßt.

Ätherische Öle: riechende, leicht flüchtige Bestandteile von Pflanzen.

atherogen: Stoffe, die die ➤Arteriosklerose fördern oder auslösen können, z. B. bestimmte Fette (LDL-Cholesterin, gesättigte Fettsäuren).

Atherom: umgangssprachlich »Grützbeutel«; halbkugelige, pralle bis apfelgroße ➤Zyste.

Ätiologie: Lehre von den Krankheitsursachen.

Atmungsinsuffizienz: alle Formen der Störung des Gasaustausches. Entweder wird das Lungengewebe nicht ausreichend mit frischer Atemluft versorgt, oder das Blut nimmt in der Lunge zu wenig Sauerstoff auf bzw. gibt zu wenig Kohlendioxid ab, oder das Lungengewebe wird zu schlecht durchblutet. In jedem Fall leidet die Versorgung des Organismus mit Sauerstoff bzw. die Entfernung von Kohlendioxid aus dem Gewebe.

Atonie: Schlaffheit, z. B. fehlende Muskelanspannung.

Atropa bella-donna: Tollkirsche, enthält ➤ Atropin.

Atrophie: Verkümmerung von Muskeln oder Organen.

Atrophie blanche: bestimmte Haut- bzw. auch Gewebeveränderungen, die durch Mangelversorgung am Unterschenkel von Venenkranken vorkommen; oft Vorstufe vom »offenen Bein«.

Atropin: ein Inhaltsstoff der Tollkirsche, der z. B. zur Pupillenerweiterung in der Augenheilkunde genutzt wird.

atypisch: vom Normalen = dem Erwarteten abweichend, anders.

Aurum: chemische Bezeichnung für Gold.

Ausfluß: vermehrte ➤ Sekretion aus der Scheide. Verschiedene Ursachen möglich: mechanische Reizung etwa durch Pessar oder chemische Reizung etwa durch Scheidenspülungen. Vermehrter Ausfluß kann auch einen ersten Hinweis geben auf Infektionen der Scheide mit bestimmten Krankheitserregern. Häufig verbunden mit Juckreiz.

Autismus: Kontaktstörung, die sich bereits im Säuglingsalter erkennen läßt. Verlust des Kontaktes mit der Außenwelt; fehlendes oder geringes Bedürfnis nach emotionalem Kontakt. Die Betroffenen sind extrem in sich gekehrt, unzugänglich, übermäßig an Einzelobjekte gebunden und leiden häufig unter Sprachentwicklungsstörungen. Autismus ist angeboren oder Zeichen für ➤ Schizophrenie.

autogen: aus dem Körper selbst, von innen heraus.

autogenes Training: Selbstentspannung durch bestimmte Übungen, die in erster Linie Ruhe und Wärme vermitteln.

Autoimmunkrankheit: körpereigene, natürliche Stoffe, z. B. bestimmte Eiweiße, lösen einen Abwehrprozeß (➤Immunreaktion) aus, so als ob fremde und krankmachende Stoffe in den Körper gelangt wären. Typisches Beispiel: manche rheumatische Erkrankungen. Die zerstörerische Abwehrreaktion richtet sich gegen den körpereigenen Gelenkknorpel.

Autopsie: Leicheneröffnung zur Feststellung der Todesursache (siehe auch ➤Obduktion).

Azidität: der Säuregehalt, Säuregrad, z. B. einer Flüssigkeit (Magensäure); siehe auch ➤Acida, Acidum.

Azidose: Störung des Säure-Basen-Gleichgewichts. Der ➤pH-Wert des Blutes, der den Säuregehalt beschreibt und normalerweise im neutralen Bereich liegt, ist saurer als üblich. Ursache kann z. B. eine Stoffwechselstörung oder zu intensives Atmen sein.

B

Bacillus: Untergruppe der ➤Bakterien. Im Sprachgebrauch oft verwendet für Krankheitserreger im allgemeinen.

Bakteriämie: kurzfristige vorübergehende unerwünschte Anwesenheit von ➤Bakterien im Blut.

Bakterien: Kleinstlebewesen, die aus einer einzigen Zelle bestehen. Wissenschaftler unterteilen sie u.a. nach ihrer äußeren Form (z. B. Kugel oder Stäbchen). Bakterien spielen eine große Rolle: So benötigt der Mensch, um gesund zu bleiben, bestimmte Darmbakterien (➤Darmflora). Andere Bakterien lösen eine Reihe von Infektionskrankheiten aus, etwa Mittelohrentzündung oder Scharlach (sog. ➤Streptokokken). Bakterielle Erkrankungen lassen sich mit ➤Antibiotika behandeln.

Bakteriostase/bakteriostatisch: wörtlich »Keimhemmung«, »keimhemmend«. Darunter versteht man die Eigenschaft eines Stoffes (z. B. eines ➤Antibiotikums), die Vermehrung und das Wachstum der ➤Bakterien zu hemmen, ohne sie abzutöten.

Bakteriurie: krankhafte Anwesenheit von ➤Bakterien im Harn. Gesunder Blasenurin enthält keine Bakterien, ist also steril. Eine mögliche Ursache ist eine Entzündung der Harnwege.

Bakterizidie/bakterizid: Fähigkeit eines Stoffes, ➤Bakterien abzutöten.

Balanitis: Entzündung der Eichel und/oder der Vorhaut des Penis.

Ballaststoffe: unverdauliche Bestandteile pflanzlicher Nahrung (z. B. Zellulose). Empfohlen wird die Aufnahme von mindestens 35 g/Tag. Auf ausreichende Flüssigkeitszufuhr achten! Ballaststoffe quellen mit Wasser auf, vergrößern das Volumen des Darminhalts, regen die Darmtätigkeit und damit die Verdauung an und wirken einer Verstopfung entgegen. Sie binden schädliche Stoffe an ihrer Oberfläche und scheiden diese mit aus. Der Ver-

Info

Was bedeuten N 1, N 2 und N 3?

Diese Bezeichnungen stehen für Normpackungen unterschiedlicher Größe.

■ N 1 = kleinste Packung.
Sie eignet sich vor allem, wenn Sie ausprobieren wollen, ob ein Medikament Ihnen wirklich hilft oder ob Sie es vertragen.

■ N 2 = mittlere Packungsgröße.
Sie eignet sich vor allem zur Behandlung einer akuten, nicht dauerhaften Erkrankung – bis etwa zwei Wochen.

■ N 3 = größte Packung.
Sie ist für die längerfristige Behandlung, z. B. einer chronischen Erkrankung, bestimmt.

Nach der Einteilung in N 1, N 2 und N3 richten sich auch die Zuzahlungsstufen für den Patienten bei der Einlösung eines Kassenrezeptes in der Apotheke.

B

zehr ballaststoffreicher Lebensmittel kann den Cholesterinspiegel günstig beeinflussen.

Balneotherapie: Behandlung mit Bädern aus natürlichen Heilquellen sowie Trinkkuren oder ➤Inhalationen.

Bandscheibe: Zwischenwirbelscheibe. Jeweils eine Bandscheibe sitzt zwischen zwei knöchernen Wirbeln der Wirbelsäule und übernimmt die Funktion eines »elastischen Puffers«. Jede Bandscheibe ist von einer äußeren Faserschicht umschlossen.

Bandscheibenvorfall: Reißt der äußere Faserring einer Bandscheibe ein, so quillt der Gallertkern nach außen. Dabei kann er auf Nervenstränge drücken, die aus den knöchernen Wirbeln austreten. Aus diesem Grund verursacht ein Bandscheibenvorfall starke Schmerzen und ggf. Lähmungen (siehe auch ➤Ischias). Der Ort der Schmerzen und der Lähmungen verrät dem Arzt, welcher Nerv und welche Bandscheibe betroffen sind. Ursache: dauerhaft schiefe Haltung, die die Bandscheibe nicht flächig belastet, sondern am Rand einquetscht und mit der Zeit den Faserring beschädigt. Altersbedingte Bandscheibendegeneration: Der Gallertkern verliert Flüssigkeit, und die Elastizität des Knorpelrings leidet.

Bandwürmer: Gruppe parasitischer Trematoden, z.B. Schweine- oder Rinderbandwurm. Erkrankung durch Aufnahme von befallenem rohem Fleisch. Typische Symptome: Schwäche, Gewichtsverlust, Ausscheiden von Bandwurmgliedern mit dem Stuhlgang.

Barbiturate: Sammelbezeichnung für eine Gruppe von Schlaf- und Beruhigungsmitteln, die aus der Barbitursäure hergestellt werden. Wegen der großen Abhängigkeits- und Mißbrauchsgefahr heute als Schlafmittel nicht mehr verwendet.

Bartflechte: Entzündung der Haarwurzeln der Barthaare, z.B. durch ➤Bakterien oder ➤Pilze.

basal: bezeichnet einen Ausgangswert, z.B. bei der Körpertemperatur; im weiteren Sinne »an der Basis«, z.B. der Haut.

Basaliom: häufig auftretender, meist gutartiger Hauttumor.

Basaltemperatur: Körpertemperatur, direkt nach dem Aufwachen und noch vor dem Aufstehen gemessen. Schwankungen der Basaltemperatur ermöglichen die Bestimmung der fruchtbaren Tage der Frau. Die Messung der Basaltemperatur ermöglicht eine natürliche ➤Empfängnisverhütung.

Basedow-Krankheit: Überfunktion der Schilddrüse. Mögliche frühzeitige Krankheitszeichen: Unruhe, Herzklopfen, Schlafstörungen, Gewichtsabnahme, Haarausfall.

Basen/basisch: siehe ➤alkalisch; anorganisch chemische Verbindungen, den Säuren entgegengesetzte Stoffe. Sie reagieren in Wasser basisch bzw. alkalisch.

Beatmung: künstlich herbeigeführte Luftzufuhr in die Lungen bei nicht vorhandener natürlicher Atmung.

Bechterew-Krankheit: Erkrankung in Form eines ➤chronisch-entzündlichen Leidens der Wirbelsäule und anderer Gelenke. Betroffen sind zu 90% Männer zwischen dem 15. und 30. Lebensjahr. Im Laufe der Krankheit kommt es zu Verkrümmung und Versteifung der Wirbelsäule (»Bügelbrettrücken«).

Beckenboden: Muskulatur, die das knöcherne Becken nach unten »abschließt«. Die Beckenbodenmuskulatur hat eine gewisse Stützfunktion für die Organe, etwa für Blase und Gebärmutter.

Belastungs-EKG: Untersuchungsmethode zur Beurteilung der Herzfunktion bei körperlicher Anstrengung = Belastung (siehe auch ➤EKG und ➤Fahrradergometrie).

Belladonna: wörtlich »schöne Frau«; Abkürzung für den lateinischen Pflanzennamen Atropa bella-donna (Tollkirsche). Den Namen erhielt die Pflanze, weil der Hauptwirkstoff, das ➤Atropin, die Pupillen erweitert. Dadurch wirken die Augen besonders schön und ausdrucksvoll.

benignus/benigne: gutartig.

B

Benommenheit: leichte Bewußtseinsstörung mit verlangsamtem Denken und Handeln.

Benzalkoniumchlorid: chemische Substanz, die als Konservierungsmittel, ➤Antiseptikum oder Desinfektionsmittel eingesetzt wird.

Benzodiazepine: siehe ➤Psychopharmaka.

Benzoesäure: ➤organische ➤Säure, in Wasser schwer löslich. Sie wird als Konservierungsmittel und ➤Antiseptikum eingesetzt.

Benzol: sehr flüchtige, bei Zimmertemperatur leicht »verdampfende« ➤organische Flüssigkeit, die früher als Lösungsmittel z.B. für Fette, Harze, Schmieröle und als Zusatz zum Benzin eingesetzt wurde. Wegen seiner krebsauslösenden Eigenschaften wird Benzol heute gemieden.

Benzothiadiazine: chemische Gruppenbezeichnung für oft eingesetzte ➤Diuretika. Sie werden zur Wasserausscheidung und zur Blutdrucksenkung eingesetzt.

Benzpyren: krebsauslösende chemische Substanz.

Beriberi: Vitamin-B_1-Mangel-Erkrankung, die in Deutschland und anderen Industrienationen kaum mehr vorkommt. Beriberi wird z.B. durch einseitige oder unzureichende Ernährung, Alkoholismus oder manche Krankheiten verursacht.

Bernsteinsäure: eine ➤organische Säure, die als Salzbildner bei der Arzneistoffherstellung verwendet wird. Die Salze heißen Succinate (z.B. Eisensuccinat). Die Substanz entsteht auch im menschlichen Stoffwechsel.

Besenreiservarizen: dicht unter der Haut verlaufende, kleine erweiterte Venen, die oft bläulich gefärbt sind und in Bündeln (wie Besenreiser) auftreten können. Besenreiservarizen kommen vor allem bei Frauen vor.

Beta: zweiter Buchstabe des griechischen Alphabets. Häufigste Verwendung: ➤Betablocker = β-Blocker.

Betablocker: siehe ➤Beta-Rezeptorenblocker.

Beta-Rezeptoren: Empfangsstellen für bestimmte Nervenreize bzw. für Botenstoffe für Nervenreize an verschiedenen Organen. Sind diese Empfangsstellen schon besetzt, kann ➤ Adrenalin nicht mehr andocken und keine Erregung mehr auslösen. Beta-Rezeptoren gibt es an verschiedenen Organen, z. B. am Herzen, an den ➤ Bronchien und an der Gebärmutter.

Beta-Rezeptorenblocker: auch Beta-(β-)Blocker genannt. Substanz, die Beta-Rezeptoren blockiert und vor allem zur Senkung erhöhten Blutdrucks und bei Herzrhythmusstörungen eingesetzt wird.

Beta-Sympathomimetika: Substanzen mit der gegenteiligen Wirkung der ➤ Beta-Rezeptorenblocker: Sie erregen die Beta-Rezeptoren, so daß der Nervenreiz am Erfolgsorgan besonders stark wirkt. Beta-Sympathomimetika werden z. B. in der Asthmabehandlung eingesetzt, um eine Erschlaffung der sich verkrampfenden ➤ Bronchialmuskulatur zu erreichen.

Betäubung: Ausschaltung der Berührungs- und Schmerzempfindung, im weitesten Sinne auch rauschähnlicher Zustand. Grob wird zwischen Vollnarkose und örtlicher Betäubung (Lokalanästhesie) unterschieden.

Betäubungsmittel: Hierfür gelten besondere rechtliche Vorschriften, die der Staat in Form des Betäubungsmittelgesetzes erlassen hat. Alle Stoffe und deren Zubereitungen, die unter dieses Gesetz fallen, gelten als Betäubungsmittel. Dabei handelt es sich nicht nur um »betäubende« Stoffe, sondern vor allem auch um starke Schmerzmittel, zum Teil auch Schlafmittel oder solche Substanzen, die von ➤ Drogensüchtigen mißbraucht werden können. Betäubungsmittel dürfen nur unter Beachtung bestimmter Vorschriften von Ärzten auf einem bestimmten Rezept verordnet werden.

Betazellen: 1. Immunzellen, die aus dem Knochenmark stammen; 2. insulinproduzierende Zellen der Bauchspeicheldrüse.

Bettnässen: siehe ➤ Enuresis.

Bewußtlosigkeit: wie ➤ Koma; die Körperfunktionen bleiben erhalten, aber das psychische Erleben und die geistige Wahrnehmung fehlen völlig.

Bewußtseinsstörung: Sammelbezeichnung für Störungen des Wachheitsgrades und der Inhalte des Bewußtseins. Je nach Stärke der Bewußtseinsstörung wird unterschieden: Bewußtseinstrübung oder Benommenheit als leichtere Störung, bei schwerer Störung kommt Schläfrigkeit hinzu, die stärksten Formen sind Bewußtlosigkeit und Koma. Als Folge von Bewußtseinsstörungen treten häufig Gedächtnislücken (➤Amnesie) auf.

BfArM: Bundesinstitut für Arzneimittel und Medizinprodukte; laut Änderung (5. Novelle) des Arzneimittelgesetzes die Nachfolgeinstitution des ➤BGA.

BGA: Abkürzung für Bundesgesundheitsamt, oberste deutsche Gesundheitsbehörde bis August 1994.

Bienengift: Sekretgemisch, das die Biene beim Stich in die Wunde spritzt. Es kann bei einer entsprechenden Allergie bis zum tödlichen Schock führen. Bienengift wird als durchblutungsfördernder Stoff in Salben, z.B. bei Rheuma, eingesetzt.

Bierhefe: medizinisch eingesetzt z.B. als Vitamin-B-Lieferant, zur Appetitsteigerung, bei Hautkrankheiten.

Bifidus: Gruppe von Bakterien, die zur normalen ➤Darmflora gehören.

Bikarbonat: gebräuchlich ist Natrium-Bikarbonat als Magenmittel gegen Übersäuerung; im Volksmund auch als Natron oder als doppeltkohlensaures Natron bekannt.

bilateral: beidseitig.

Bilharziose: schwere Krankheit nach Infektion mit einer Gattung bestimmter Saugwürmer (Bilharzia). Bilharziose kommt in den Tropen und Subtropen häufig vor. Infektion beim Baden oder beim Trinken infizierten Wassers. Erste Symptome: Juckreiz und entzündliche Hauterscheinungen, später schweres Krankheitsgefühl.

Bilirubin: Gallenfarbstoff, z.B. verantwortlich für die gelbe Hautfarbe bei Gelbsucht.

Bilirubinämie: Anwesenheit von ➤Bilirubin im Blut. Ist zuviel vorhanden, tritt Gelbsucht auf.

Bilirubinurie: Ausscheiden von ➤Bilirubin mit dem Harn. Dazu kommt es, wenn der Gehalt an Bilirubin im Blut einen bestimmten Schwellenwert überschreitet. Normalerweise findet sich kein Bilirubin im Harn.

Billroth, Theodor: Wiener Chirurg (1829–1894). Er hat Operationstechniken zur Entfernung krankhaft veränderter Magenteile erfunden; diese Operationen sind nach ihm benannt.

bimanuell: zweihändig, beidhändig.

Bindegewebe: Sammelbegriff für Gewebe, das der Umhüllung, Unterteilung und »Aufhängung« der Organe dient. Allgemein hat Bindegewebe eine Binde- und Stützfunktion und kommt im ganzen Körper vor.

Bindegewebsmassage: Massagemethode, die durch streichende Bewegungen mit den Fingerkuppen das Bindegewebe anregt, um die damit in Verbindung stehenden inneren Organe funktionell günstig zu beeinflussen (auch Reflexzonenmassage).

Bindehaut: innere Haut zwischen Augenlid und Augapfel.

Bindehautentzündung: wird ausgelöst durch Reizung (Zugluft, Hitze, trockene Luft, starkes Sonnenlicht, Staub) oder durch Krankheitserreger, etwa im Rahmen eines grippalen Infektes. Medizinisch ➤Konjunctivitis genannt.

binokular: beidäugig; mit beiden Augen ein einziges Bild sehen.

bio-: gr. »das Leben«.

Biochemie: Wissenschaft, die mit den Methoden der Chemie die Lebensvorgänge im Organismus – etwa Atmung, Stoffwechsel, Verdauung – untersucht und darstellt.

Biokatalysatoren: auch ➤Enzyme genannt. Sammelbegriff für Stoffe im Organismus, die bestimmte Reaktionen beschleunigen oder erst ermöglichen. Biokatalysatoren gehen unverändert aus diesen Reaktionen hervor

B

Info

Warum Kinder-Arzneimittel?

Kinder sind keine kleinen Erwachsenen. Sie haben nicht nur ein geringeres Körpergewicht als ihre Eltern, auch ihr Stoffwechsel unterscheidet sich. Oft reicht es also nicht, die Arzneimittel-Dosis für Erwachsene ganz einfach zu verringern. Deswegen gibt es von vielen Medikamenten Spezialzubereitungen extra für Kinder. Diese Möglichkeit sollten Eltern unbedingt nutzen.

und können dann die nächste Reaktion ankurbeln. Einige Biokatalysatoren brauchen für ihre Arbeit bestimmte Vitamine.

biologische Wertigkeit: Der Begriff bezieht sich auf Nahrungseiweiß und beschreibt den Anteil an ➤essentiellen Aminosäuren. Ein Nahrungseiweiß hat die Wertigkeit 100, wenn aus 100 g auch 100 g körpereigenes Eiweiß aufgebaut werden können. Die höchste biologische Wertigkeit für den Menschen hat tierisches Eiweiß, v. a. das Milcheiweiß Casein. Deshalb können Vegetarier, die zwar kein Fleisch, aber Milch, Milchprodukte und Eier verzehren, ihren Bedarf an essentiellen Aminosäuren decken. Auch strenge Vegetarier, die ausschließlich Nahrungsmittel pflanzlicher Herkunft verzehren, können in der Regel alle essentiellen Aminosäuren aufnehmen. Vorausgesetzt, der Speiseplan wird sorgfältig zusammengestellt.

Biopharmazie: Sie erforscht, wie die Wirkung von Arzneistoffen durch die Darreichungsform beeinflußt wird. Beispiel: Im Unterschied zu Tropfen geben ➤Retardkapseln ihren Wirkstoff verzögert ab.

Biopsie: Entnahme von Gewebeteilen von lebenden Personen zur Untersuchung.

Biosynthese: Aufbau von chemischen Verbindungen in lebenden Zellen. Die Biosynthese befreit den Organismus von der Notwendigkeit, alle benötigten Stoffe mit der Nahrung aufzunehmen; meist reicht die Aufnahme der entsprechenden Bausteine.

Biotin: auch als Vitamin H bezeichnet. Die ➤Biosynthese erfolgt durch die ➤Darmflora, deckt aber unter Umständen den Bedarf nicht. Den Rest steuert in der Regel die Ernährung bei. Mangel zeigt sich an Haut, Haaren und Nägeln.

Bioverfügbarkeit: Die Bioverfügbarkeit beschreibt das Ausmaß und die Geschwindigkeit, in der die Inhaltsstoffe eines Arzneimittels freigesetzt und aufgenommen (resorbiert) werden. Sie läßt sich durch die Messung der Arzneistoffkonzentration in Körperflüssigkeiten (Blut, ➤Plasma) bestimmen und über den erwünschten Effekt bestätigen, z. B. durch Schmerzminderung.

Biozyklus: Kreislauf sich wiederholender biologischer Zustände im Organismus, wie z. B. der Menstruationszyklus.

Bisexualität: Sexuelle Vorliebe zu Personen beiderlei Geschlechtes.

Bismutum: siehe ➤Wismut.

Bittersalz: Bezeichnung für Magnesiumsulfat, das als stark wirkendes Abführmittel eingesetzt wird.

BKS: Abkürzung für Blutkörperchensenkungsgeschwindigkeit, auch ➤Blutsenkung genannt. Untersuchungsmethode zum Nachweis von ➤bakteriellen Infektionen. Bei Vorliegen einer solchen Infektion ist die BKS erhöht: In einer am Gerinnen gehinderten Blutprobe senken sich die Blutkörperchen schneller als normal ab.

black-out: Erinnerungslücken, »Filmriß«; Zeichen für Funktionsausfall des Gehirns, z.B. durch Alkohol.

Blasenatonie: Minderung oder Verlust des Spannungszustandes der Blasenmuskulatur. Als Folge sind möglich: unvollständige Entleerung und Verlust des Harndrang-Empfindens.

Blasendivertikel: sackartige Ausstülpung der Blasenwand, die zu Entleerungsstörung führt.

Blasenentzündung: bakterielle Entzündung der Blase, durch Unterkühlung begünstigt. Vor allem bei Frauen. Durch die im Vergleich zum Mann kürzere Harnröhre können Bakterien leichter bis zur Blase aufsteigen. Vorbeugung: Schutz vor Kälte, Hygiene.

B

Blasenfistel: normalerweise nicht vorkommende Verbindung zwischen Harnblase und einem anderen Hohlorgan, wie Darm oder Scheide.

Blasenhals: Region, in der die Harnblase in die Harnröhre übergeht.

Blasenhalsobstruktion: Verschluß bzw. teilweiser Verschluß des ➤Blasenhalses mit der Folge erschwerter Blasenleerung.

Blaseninkontinenz: siehe ➤Harninkontinenz.

Blaseninstillation: Einbringen von flüssigen Heilmitteln in die Blase zur Behandlung.

Blasenkapazität: Fassungsvermögen der Blase; bei der Frau bis zu 650 ml, beim Mann bis zu 750 ml.

Blasenkarzinom: Krebserkrankung der Blase. Ein Blasenkarzinom tritt vor allem nach dem 60. Lebensjahr auf, bei Männern häufiger als bei Frauen.

Blasenkatarrh: siehe ➤Blasenentzündung.

Blasenmole: während der ersten Monate der Schwangerschaft auftretende Erkrankung der Plazenta.

Blasensprung: das Zerreißen der Eihäute während der Geburt.

Blasensteine: Steinbildung in der Blase. Blasensteine können direkt in der Blase entstehen, oder es handelt sich um abgegangene, nicht ausgeschwemmte Nierensteine. Begünstigt wird die Entstehung von Blasensteinen vor allem durch Entleerungsstörungen der Blase.

Blastom: Geschwulst.

Blennorrhö: eitrige Bindehautentzündung.

Blepharitis: Lidrandentzündung.

Blepharochalasis: Erschlaffung der Lidhaut.

Blepharospasmus: Lidkrampf.

Blickfeld: der Teil des Raumes, der bei gleicher Kopfhaltung nur durch Augenbewegung betrachtet werden kann.

Blutbild: häufig durchgeführte Blutuntersuchung. Nach einer Blutentnahme wird gezählt, wieviele rote und weiße Blutkörperchen und wieviele Blutplättchen in einer bestimmten Blutmenge enthalten sind. Auch Größe und Form der Blutzellen können bestimmt werden. Bei vielen Krankheiten ist das Blutbild ein wichtiges Hilfsmittel zur Erstellung einer Diagnose.

Blutdruck: in den Blutgefäßen und Herzkammern herrschender Druck. Man unterscheidet zwischen systolischem (= höchster Wert) und ➤diastolischem (= niedrigster Wert) Blutdruck (siehe auch ➤Systole und ➤Diastole). Beide Werte werden gemessen und zur Beurteilung des Blutdruckes herangezogen. Wichtig sind die absoluten Werte und die Differenz zwischen ihnen.

Blutdruckamplitude: Differenz zwischen systolischem und diastolischem ➤Blutdruck.

Blutdruckmessung: erfolgt indirekt nach Riva-Rocci (Erfinder) mittels einer um den Oberarm gelegten Gummimanschette, in die Luft gepumpt und wieder abgelassen wird. Die Angabe »RR« bezieht sich auf diese Methode nach Riva-Rocci.

Blutgefäße: ➤Arterien, ➤Venen.

Blutgerinnsel: Masse von geronnenem Blut.

Blutgerinnung: Sie schützt vor Verbluten bei Verletzungen, weil das Blut außerhalb des Körpers gerinnt. Lebenswichtig ist, daß die Gerinnung nicht im Inneren des Körpers einsetzt. Die Blutgerinnung wird durch ein kompliziertes biologisches Regelsystem gesteuert, bei dem eine Vielzahl von Gerinnungsfaktoren zusammenwirkt.

Blutgruppen: Einteilung in das ➤ABO-System.

Blutgruppeninkompatibilität: Unverträglichkeit von Blutguppen, z. B. Spenderblut der Gruppe A mit Empfängerblut der Gruppe B.

Blut-Hirn-Schranke: Zwischen Blut und Hirnsubstanz liegt eine Hautschicht (➤Membran), die für bestimmte Stoffe durchlässig ist und andere Stoffe zurückhält. Die Blut-Hirn-Schranke schützt die empfindliche Hirnsubstanz davor, daß bestimmte Stoffe vom Körper bis ins Gehirn gelangen und dort beträchtlichen Schaden anrichten können.

Bluthochdruck: eine Krankheit, die anfangs in der Regel keine Beschwerden verursacht. Bleibt der Druck in den Blutgefäßen jedoch dauerhaft erhöht, können sich Spätschäden entwickeln, zum Beispiel ➤Arteriosklerose, Herzbeschwerden und Herzschäden oder Schlaganfall. Zu der Beurteilung des Blutdrucks hat die Weltgesundheitsorganisation WHO Richtlinien herausgegeben: Als normal gelten Werte unter 140 bzw. 90 mm Hg. Als Grenzwerte gelten 140 bis 160 bzw. 90 bis 95 mm Hg. Zu hoch ist der Blutdruck, wenn die Werte über 160 bzw. 95 mm Hg klettern. Im Unterschied zu Blutniederdruck sollte dauerhaft erhöhter Blutdruck auf jeden Fall behandelt werden. Wichtig ist eine gesunde Lebensweise mit regelmäßiger Bewegung und eine vernünftige Ernährung, um den Risikofaktor Übergewicht zu vermeiden.

Blutkapillaren: von dem lateinischen Wort capillus = Haupthaar. Medizinisch: Haargefäße, die sich wie ein Netz verzweigen und die kleinen Arteriolen und Venolen verbinden. In den Blutkapillaren strömt das Blut nur sehr langsam, die Wände sind dünn und durchlässig; in ihnen findet der Gas- und Stoffaustausch zwischen Blut und Gewebe statt.

Blutkoagel: Blutgerinnsel, Blutpfropf.

Blutkörperchen: feste Bestandteile des Blutes. Man unterscheidet ➤Erythrozyten, ➤Leukozyten, ➤Thrombozyten.

Blutkreislauf: ständiger Blutfluß. Der Blutkreislauf dient der Versorgung der Körperzellen mit Sauerstoff und Nährstoffen, dem Abtransport von Kohlendioxid und Stoffwechselendprodukten und dem Wärmetransport.

Blutplättchen: siehe ➤Thrombozyten.

Blutplasma: Der flüssige Anteil des Blutes (ohne ➤Blutkörperchen), der noch gerinnen kann.

Blutserum: Der flüssige Anteil des Blutes, in dem auch die gerinnungsfähigen Anteile fehlen.

Blutspiegel: Konzentration von z. B. Arzneistoffen im ➤Blutplasma oder ➤Blutserum.

Blutstatus: ➤Blutbild.

Bluttransfusion: Übertragung von Blut eines Spenders auf einen anderen Menschen (Empfänger). Um Unverträglichkeiten zu vermeiden, müssen Spender- und Empfängerblut zueinander passen (siehe auch ➤AB0-Sytem).

Blutvergiftung: siehe ➤Sepsis.

Blutwäsche: siehe ➤Dialyse.

Blutzucker: Die Energie aus der aufgenommenen Nahrung wandelt der Stoffwechsel in Traubenzucker (= Glukose) um. Traubenzucker ist die Energieform, die der Körper unmittelbar verwertet. Ein Teil des Zuckers wird in Leber oder Muskeln gespeichert, ein anderer Teil schwimmt als Blutzucker im Blut und versorgt jedes Körpergewebe mit der nötigen Energie. Für die Körperfunktionen ist also ein gewisser Blutzuckerspiegel erforderlich. Er wird automatisch reguliert durch das Zusammenspiel von Insulin, dem Hormon der Bauchspeicheldrüse, mit verschiedenen anderen Hormonen. Bei Diabetikern ist der Gehalt an Blutzucker aufgrund des Insulinmangels krankhaft und dauerhaft erhöht.

Blutzuckerbelastungsprobe: sogenannter Glukosetoleranztest. Die Testperson trinkt eine bestimmte Menge Traubenzuckerlösung; nach einer gewissen Zeit wird der ➤Blutzucker gemessen. Mit dieser Methode testet der Arzt die Fähigkeit des Körpers, den Zucker richtig zu verarbeiten und zu verwerten. Mit der Blutzuckerbelastungsprobe läßt sich eine Zuckerkrankheit (Diabetes mellitus) erkennen, noch bevor die ersten Beschwerden auftreten.

B-Lymphozyten: Zellen des Immunsystems. Hauptaufgabe ist die Produktion von ➤Antikörpern.

BMI: body mass index. Methode zur Bestimmung des normalen bzw. idealen Körpergewichts: Körpergewicht (in kg) : Körpergröße (in m)^2. Beispiel: Sie wiegen 64 kg und sind 1,70 m groß; BMI = 64 : $(1,70)^2$ = 22,1.

Borax: Natriumsalz der ➤Borsäure.

Borneol: Bestandteil verschiedener ➤ätherischer Öle.

Borreliose: Infektionserkrankung, die durch Borrelien hervorgerufen wird, z. B. Rückfallfieber. Die Borrelien werden vor allem durch Zeckenbiß übertragen (siehe ➤Lyme-Borreliose).

Borsäure: Acidum boricum, natürlich vorkommende schwache Säure, die früher 3%ig als ➤Antiseptikum verwendet wurde; heute nicht mehr gebräuchlich.

Botulismus: bakterielle Lebensmittelvergiftung, vor allem durch eiweißhaltige, verdorbene Konserven, durch verdorbene Fleischstücke oder Fische. Krankenhauseinweisung unbedingt erforderlich, da Lebensgefahr besteht!

Brachialgie: Armschmerz, z. B. durch Nervenbeeinträchtigung im Bereich der Wirbelsäule.

Bradykardie: verlangsamter Herzschlag, weniger als 60 Schläge pro Minute.

Bradykinese: allgemeine Verlangsamung der Bewegungen, z. B. bei der ➤Parkinson-Krankheit.

Bradykinin: körpereigene Substanz, die an verschiedenen Funktionen mitwirkt, z. B. an der Blutdrucksenkung.

Braunüle: Dauerkanüle aus Kunststoff als Zugang zu einer Vene, z. B. für wiederholte Injektionen oder für einen Tropf.

Breitband-Antibiotikum: ➤Antibiotikum mit breitem Wirkspektrum, d. h., es wirkt gegen zahlreiche unterschiedliche ➤Bakterien und Keime.

Brennwert: beschreibt den Energiegehalt der Nahrung, früher in Kalorien, heute in Joule gemessen.

Broca, Pierre: französischer Arzt (1824–1880). Die nach ihm benannte Broca-Formel dient zur Bestimmung des Soll- bzw. Normalgewichtes in kg: Körpergröße in Zentimeter minus 100. Heute gilt diese Faustregel als überholt. Besser eignet sich der ➤BMI (= body mass index).

Bronchialkarzinom: Lungenkrebs.

Bronchialkatarrh: ➤Bronchitis.

Bronchiektasen: nicht rückgängig zu machende Erweiterungen der Bronchialäste.

Bronchien: Luftröhrenäste, Verzweigungen der Luftröhre in Richtung Lunge. Die Bronchien verzweigen sich wie ein Baum von großen »Ästen« zu kleinen. Dadurch erreichen sie eine große Gesamtoberfläche. An ihr findet der Gasaustausch statt: Kohlendioxid wird abgegeben, die roten Blutkörperchen nehmen Sauerstoff auf.

Bronchitis: Bronchialkatarrh, Entzündung der Bronchialschleimhaut. Man unterscheidet zwischen akuter und chronischer Bronchitis. Akute Bronchitis: Ursache meistens Erkältung, Infektion mit Viren, oft kompliziert durch zusätzliche bakterielle Infektion. Eine akute Bronchitis sollte unbedingt ausheilen. Sonst besteht Gefahr, daß sie chronisch wird. Chronische Bronchitis: eine ernstzunehmende Erkrankung; Husten mit Auswurf über mehrere Monate. Flimmerhärchen, die Bronchialsekret transportieren, gehen zugrunde. Mögliche Ursachen: Zigarettenrauchen, Luftverschmutzung, Arbeiten mit viel Staub, Infektionen und andere Erkrankungen.

Bronchoskopie: direkte Betrachtung der ➤Bronchien durch ein spezielles ➤Endoskop.

Bronchospasmolytika: bronchialerweiternde Substanzen, die medizinisch bei Verengung der ➤Bronchien, z.B. bei ➤Asthma, eingesetzt werden.

Bronchospasmus: Krampf der Bronchialmuskeln (Muskeln in den Wänden der ➤Bronchialäste) bei ➤Asthma bronchiale.

Bulimie: wörtlich »Heißhunger«; medizinisch gebräuchlich für Freß-Brech-Anfälle. Die Betroffenen essen wahllos bis zur Übelkeit. Danach bringen

B

sie sich zum Erbrechen, um nicht an Gewicht zuzunehmen. Häufig kommt der Mißbrauch von Abführmitteln hinzu. Betroffen sind überwiegend Mädchen/Frauen, die besonders hohe Ansprüche erfüllen wollen oder sollen. Fachärztliche Hilfe unbedingt erforderlich!

Bundesfachverband der Arzneimittelhersteller (BAH): Vereinigung der Firmen, die Arzneimittel herstellen oder vertreiben (Ubierstr. 71 bis 73, 53173 Bonn, Tel: 02 28//95 74 50).

burning-feet-Syndrom: wörtlich »brennende Füße«. Medizinisch bezeichnet dieser Begriff anfallsweises, meist nachts auftretendes schmerzhaftes Brennen der Füße. Kühlung lindert die Beschwerden. Begleiterscheinung verschiedener Krankheiten; Ursache unklar.

Bursa: Beutel, Tasche; medizinisch: ➤ Schleimbeutel, in der Nähe der Gelenke.

Bursa synovialis: ➤ Schleimbeutel; Gelenkschmiere enthaltende beutelförmige Hohlräume an Stellen zwischen Knochen und Muskeln oder Sehnen, die besonderen Belastungen ausgesetzt sind.

Bursitis: Schleimbeutelentzündung; Ursache z. B. Dauerreizung durch Belastung.

C

Calciferol: andere Bezeichnung für Vitamin D_2.

Camphora: Kampfer. ➤ Ätherisches Öl, das vor allem für Einreibungen zur Behandlung von Atemwegserkrankungen verwendet wird.

Cancer: engl. für ➤ Krebs, Karzinom.

Candida: Bezeichnung für eine Gattung von Hefepilzen, die beim Menschen Erkrankungen auslösen.

Candida-Infektion: Pilzerkrankung, Candida-Mykose: Sammelbezeichnung für ➤ Candida-Pilzerkrankungen. Typisches Beispiel: Pilzerkrankung der Scheide. Ursachen z. B. Antibiotikaeinnahme, die die normale Bakterienflora durcheinanderbringt. Dann können Pilze nicht mehr in Schach gehalten werden und vermehren sich krankhaft. Auch Abwehrschwäche, sehr kohlenhydratreiche Nahrung oder ➤ Diabetes können die Entwicklung einer Candida-Infektion fördern. Befall innerer Organe, vor allem des Darmes, ist möglich.

Cannabis: Indischer Hanf, auch als Haschisch oder Marihuana bekannt; Rauschgift. Aufnahme vor allem durch Rauchen.

Capillitium: behaarte Kopfhaut.

Capillus: Kopfhaar.

Carbo medicinalis: medizinische Kohle, besonders aufbereitet. Geeignet zur Einnahme bei Durchfallerkrankungen, Vergiftungen, Blähungen. Dank ihrer großen Oberfläche bindet die poröse Medizinkohle Gifte und unbekömmliche Substanzen, so daß der Körper diese schneller ausscheiden kann.

Carbonate: Salze (= Verbindungen) der Kohlensäure.

Cardia: lat. für das Herz (und auch für den Mageneingang).

C

Carnitin: früher fälschlicherweise als Vitamin T bezeichnet. Carnitin kann im Körper hergestellt werden und ist wichtig für den Eiweißaufbau und die Fettverwertung.

Carotine/Carotinoide: pflanzliche Farbstoffe, Provitamin A. Carotinoide sind Vorstufen, aus denen der Körper Vitamin A herstellt. Im Unterschied zu Vitamin A kann sich der Organismus mit Carotinoiden nicht vergiften. Sie wirken als ➤Radikalenfänger und schützen damit gegen vorzeitige Alterung und Verschleiß. Auch eine Schutzwirkung vor Krebs ist möglich, aber derzeit nicht gesichert.

Carrageen: irländisches Moos, getrocknete Rotalgen von der Nordseeküste. Verwendung u.a. bei Reizhusten.

Cerclage: kreisförmige Naht zum Verschluß des Muttermundes, wenn die Gefahr besteht, daß sich dieser während der Schwangerschaft zu früh öffnet.

Cerumen: (wörtlich: Wachs) Ohrenschmalzpfropf.

Cervix: (wörtlich: Nacken, Hals) z.B. Zahnhals, Gebärmutterhals.

Chemotherapie: Behandlung mit chemischen Substanzen zur Hemmung des Wachstums oder der Vermehrung von Tumorzellen (und von Krankheitserregern).

Chemotherapeutika: Sammelbegriff für Substanzen, die Geschwulstzellen (Tumorzellen) und Krankheitserreger an der Vermehrung oder am Wachstum hindern bzw. sie abtöten. Beispiele: ➤Zytostatika, ➤Antibiotika.

Chlamydien: Sammelbezeichnung für bakterienähnliche Krankheitserreger.

Cholagoga: Stoffe, die die Gallenblase durch Zusammenziehen (Kontraktion) zur Entleerung bringen.

Cholangitis: Entzündung der Gallenwege; stets eine Folgeerscheinung anderer Erkrankungen.

Cholelithiasis: Gallensteinleiden; die häufigste Erkrankung der Gallenblase und Gallenwege.

Info

Hände weg vom Steuer

Einige Arzneimittel können die Fähigkeit beeinträchtigen, ein Auto zu steuern oder Maschinen zu bedienen. Lassen Sie im Zweifelsfall die Finger vom Steuer! Das Risiko ist einfach zu groß.

Besondere Vorsicht ist bei folgenden Medikamentengruppen geboten; einige ihrer Vertreter können das Reaktionsvermögen stark beeinträchtigen:

- starke, verschreibungspflichtige Schmerzmittel
- Hustenblocker
- Mittel gegen Bluthochdruck und Herz-Kreislauf-Beschwerden
- Schlaf- und Beruhigungsmittel
- Mittel gegen Depressionen
- Schlankheitsmittel, Aufputschmittel,
- Mittel gegen Allergien
- Mittel gegen Diabetes
- Mittel gegen Augenkrankheiten
- alkoholhaltige Arzneimittel, etwa pflanzliche Extrakte auf Alkoholbasis
- Arzneien, um die Muskeln zu entspannen

Cholelitholyse: medikamentöse Auflösung von Gallensteinen (nur begrenzt möglich).

Cholelithotripsie: Zertrümmerung von Gallensteinen.

Cholera: wörtlich »Gallenbrechdurchfall«. Durch Bakterien (Vibrio cholerae) ausgelöste, meldepflichtige Infektionskrankheit, die sehr plötzlich auftritt. Die Infektion erfolgt meist durch verseuchtes Essen oder Trinkwasser. Cholera kommt hauptsächlich in Ländern mit niedrigem hygienischem Standard vor, besonders in Südostasien. Bei schlechtem Gesundheitszustand hohe Todesrate. Inzwischen wird Reisenden in diese Länder nur noch bedingt zur Schutzimpfung geraten. Meist reicht die Beachtung hygienischer Vorschriften, z.B. nur Mineralwasser trinken und durchgegarte Speisen essen.

Choleretika: Stoffe, die die Leberzellen zu vermehrter Sekretion von Gallensäure anregen.

choleretisch: die Gallensekretion anregend.

C

Cholesterin: Blutfett, Bestandteil aller Zellen des menschlichen Körpers. Grundsubstanz für viele wichtige Stoffe wie z. B. Hormone; lebensnotwendiger Stoff, allerdings schädlich, wenn zuviel frei im Blut vorkommt, da Herz-Kreislauf-Erkrankungen und Arterienverkalkung (➤ Arteriosklerose) gefördert werden. Unterschieden wird zwischen »gutem« HDL-Cholesterin und »schlechtem« LDL-Cholesterin. Ausschlaggebend ist die Menge des LDL oder sein Verhältnis zu HDL. Cholesterin wird sowohl im Körper produziert als auch mit der Nahrung aufgenommen. Stellt der Arzt erhöhte Werte fest, besteht die erste Maßnahme in einer entsprechenden Diät, um die Aufnahme von Cholesterin zu reduzieren. Erst wenn diese Maßnahme nicht zum Erfolg führt, kommen Medikamente zum Einsatz. Mit ihnen läßt sich die Produktion von Cholesterin im Körper verringern.

Cholezystektomie: operative Entfernung der Gallenblase.

Cholezystitis: Entzündung der Gallenblase; meist durch Bakterien, die aus anderen Organen eingewandert sind.

Chondros: lat. Knorpel der Gelenke.

Chorea: wörtlich »Tanz«; beschreibt eine Bewegungsstörung bzw. starke Einschränkung der natürlichen Bewegungsfähigkeit.

Chromosomen: Träger der Erbinformation. Auf den Chromosomen sind die Erbanlagen (= Gene) wie Perlen auf einer Schnur aufgereiht. Nicht jeder Chromosomenschaden führt zu einer Erbkrankheit. Denn jede Körperzelle enthält einen doppelten Satz von Chromosomen, jedes Gen ist also doppelt vorhanden. Eines stammt von der Mutter, das andere vom Vater. Daß in vielen Fällen beide Gene den gleichen Defekt aufweisen müssen, um als Krankheit zum Tragen zu kommen, bietet einen recht wirksamen Schutz: Die Krankheit tritt nicht bei jedem Erbschaden auf, kann jedoch weitervererbt werden. Für Kinder aus Beziehungen zwischen engeren Verwandten steigt das Risiko.

chronisch: sich langsam entwickelnd, langsam aber stetig ablaufend. Chronische Krankheiten sind in der Regel von langer Dauer und hartnäckig. Um

Krankheiten nicht chronisch werden zu lassen, sollten sie im ➤ akuten Zustand gründlich ausgeheilt werden.

chronisch venöse Insuffizienz: anhaltende Rückflußstörung der Venen. Typische Symptome sind: Stauungen, Schwellungen, Schmerzen in den Beinen. Ursache: z. B. Bindegewebeschwäche, ➤ Thrombose.

Chronobiologie: Lehre von den Schwankungen der Körperfunktionen im Rhythmus z. B. eines Tages oder Monats. Im 24-Stunden-Rhythmus schwanken vor allem Blutdruck, Herzfrequenz, Lungenfunktion, Körpertemperatur, ➤ Hormon- und ➤ Elektrolytspiegel. Diese Schwankungen lassen sich bei der Einnahme von Medikamenten ausnutzen.

chronotrop: die Schlagfrequenz des Herzens (Herzschlaghäufigkeit) beeinflussend.

Chymotrypsin: Verdauungsenzym, das Eiweiße spaltet.

Circulus vitiosus: »Teufelskreis«, der das Vorhandensein von zwei oder mehr krankhaften Erscheinungen meint, die sich gegenseitig verstärken und damit verschlechtern.

Claudicatio: Hinken.

Claudicatio intermittens: Schaufensterkrankheit genannt, weil die Betroffenen wegen starker Schmerzen immer wieder stehen bleiben; von Medizinern als ➤ »AVK« für arterielle Verschlußkrankheit bezeichnet. Ursache: mangelhafte Durchblutung und Sauerstoffversorgung in den Beinen durch starke ➤ Arteriosklerose (»Arterienverkalkung«).

Clostridium: Bakteriengattung, z. B. Tetanuserreger (Chlostridium tetani).

Codein: stark wirksame Substanz, die gegen Schmerz oder starken Hustenreiz eingesetzt wird.

Coenzym: Substanzen, die an vielen ➤ Enzymreaktionen mitwirken.

Coffein: Wirkstoff, vor allem in Kaffee und Tee. Coffein verstärkt die Wirkung von Schmerzmitteln, wirkt anregend und wassertreibend.

C

Colchicin: Wirkstoff aus der Herbstzeitlosen; wird vor allem zur Behandlung eines akuten Gichtanfalls eingesetzt.

Colecalciferol: andere Bezeichnung für Vitamin D_3.

Commotio cerebri: Gehirnerschütterung.

Compliance: Einwilligung, Bereitschaft. Der Begriff beschreibt die Zuverlässigkeit, mit der Patienten ihr Arzneimittel einnehmen; hohe Compliance = hohe Zuverlässigkeit.

compositum: wörtlich »zusammengesetzt«. Der Begriff wird verwendet für Arzneimittel, die mehrere Wirkstoffe enthalten.

contra: gegen.

Convallaria majalis: Maiglöckchen. Es enthält herzwirksame Stoffe, die heute allerdings nicht mehr häufig eingesetzt werden.

Converting enzyme: wörtlich »umwandelndes Enzym«. Beispiel ACE-Hemmer (Angiotensin converting enzyme): das Enzym, das aus Angiotensin I Angiotensin II macht, wird durch ACE-Hemmer gehemmt; die Folge ist eine Blutdrucksenkung.

Corium: Lederhaut, Schicht der menschlichen Haut.

Cornea: Hornhaut des Auges.

Corona: wörtlich »Kranz«; gebräuchlich für Herzkranzarterien.

Corpus luteum: Gelbkörper. Der Corpus luteum wird während des weiblichen ➤Zyklus gebildet und verfällt wieder bei ausbleibender Befruchtung; liefert das Hormon Progesteron.

Cortex: Rinde, z. B. Cortex quercus = Eichenrinde, verwendet als Badezusatz.

Crataegus: Weißdorn; verwendet bei Herzmuskelschwäche, bei Altersherz zur Herzstärkung.

Cumarine: in Pflanzen vorkommende Substanzen. Haupteinsatzgebiet ist die Gerinnungshemmung.

Curare: indianisches Pfeilgift, gewonnen aus verschiedenen Pflanzen, z. B. ➤ Strychnos- und Chondodendron-Arten. Therapeutische Verwendung als Muskelrelaxans (Muskelverspannungen lösendes Mittel).

Curatio: lat. Heilung.

Cutis: lat. Haut.

Cyclamate: Substanzen, die als künstliche Süßstoffe verwendet werden. Sie sind kalorienfrei und schmecken um ein Vielfaches süßer als Zucker.

Cystein: ➤ Aminosäure, Baustein von Eiweißen.

Cystin: ➤ Aminosäure, gebildet aus zwei Cystein-Bausteinen.

D

Debridement: Wundreinigung, Ausschneiden von entzündetem und infiziertem Gewebe in einer Wunde, z. B. beim offenen Beingeschwür (siehe auch ➤ Ulkus).

Defäkation: Stuhlgang, Darmentleerung.

Defluvium: Haarausfall.

Degeneration: wörtlich »Entartung«. Ersatz vollwertiger Substanz durch minderwertige. Eine Degeneration führt meistens dazu, daß Körperteile nicht mehr normal funktionieren. Gebräuchlich ist der Ausdruck Degeneration bzw. degenerative Erscheinungen z. B. bei ➤ Arthrose (Beschwerden durch »Abnutzung« bzw. Degeneration des Gelenkknorpels) und bei ➤ Rheuma.

Dehydratation: »Austrocknung«. Dabei verliert der Körper zu viel Wasser, z. B. nach Erbrechen oder Durchfall. Besonders gefährlich bei Säuglingen und Kleinkindern!

Dekadenz: Verfall.

D

Dekompensation: Wenn bestimmte Funktionsstörungen nicht mehr ausgeglichen werden können, geht das Gleichgewicht dieser Körperfunktionen verloren. Beispiel Dekompensation des Herzens: Die Herzarbeit verläuft nicht mehr normal, es kommt zur Herzschwäche.

Dekontamination: Entkeimung, Entseuchung. Beispiel: Mit Bakterien verunreinigte Instrumente werden wieder keimfrei gemacht.

Dekubitus: Wundliegen, Druckgeschwür. Die Gefahr eines Dekubitus besteht vor allem bei Menschen, die längere Zeit bettlägerig sind. Auch Sitzen im Rollstuhl, Verbände und Schienen begünstigen Dekubitus: Das eigene Körpergewicht drückt auf das Gewebe und behindert die Durchblutung, die Versorgung mit Sauerstoff leidet, Haut und Muskelgewebe zersetzen sich. Geschwüre und Zerstörung von Gewebe sind die Folge. Hautreizungen durch rauhe Unterlagen, faltige Bettücher, Hautfeuchtigkeit durch Schwitzen oder ➤Inkontinenz fördern die Entstehung eines Dekubitus. Verhindern läßt er sich durch Körperpflege des Kranken, Veränderung der Körperlage alle zwei Stunden und durch spezielle Hilfsmittel aus dem Sanitätsfachhandel. Geschwüre unbedingt vom Arzt behandeln lassen!

Delirium: Vorübergehende Verwirrtheit, Bewußtseins- und Orientierungsstörung, Halluzinationen. Mögliche Ursachen: Alkohol, Entzug, Vergiftung, hohes Fieber, Infektionen.

Demenz: Verlust geistiger Fähigkeiten, vor allem des Gedächtnisses im Alter. Ursache z. B. Gefäßverkalkung, Durchblutungsstörungen im Gehirn. Demenz bezeichnet auch Veränderungen der Persönlichkeit infolge einer Hirnschädigung.

Demineralisation: Verarmung des Organismus an Mineralstoffen, etwa an Kalzium bei ➤Osteoporose.

denaturieren: den natürlichen Zustand verändern, verfremden; z. B. natürliche Öle/Fette härten oder Eiweiß erhitzen und ausfällen.

Dens/Dentes: lat. Zahn/Zähne.

Dentallabor: Zahnlabor.

Depotarzneiformen: ➤Arzneiformen, die durch eine besondere Zubereitung (Rezeptur) den Wirkstoff nicht auf einmal, sondern über eine längere Zeit freigeben, z. B. Retardtabletten.

Depression: Verstimmung, Traurigkeit, niedergedrückte Stimmung. Es gibt verschiedene Formen der Erkrankung: Nicht immer hängt eine Depression mit äußeren Einflüssen oder körperlichen Störungen zusammen, sie kann auch innere Ursachen haben. Wichtig: Eine Depression hat nichts mit Einbildung zu tun, es kann sich um eine ernste Erkrankung handeln! Deshalb unbedingt einen Arzt aufsuchen.

Derivat: Abkömmling. Gebräuchlich für chemische Substanzen, die durch Abwandlung aus einer Ausgangssubstanz hergestellt werden.

Derma: lat. Haut.

Dermabrasion: Abschleifen der obersten Hautschichten, z. B. durch kosmetisches ➤Peeling bei Akne.

Dermatitis: akute Hautentzündung. Beispiel: Windeldermatitis = Hautentzündung des Babys im Windelbereich.

Dermatologie: Wissenschaft von der Haut und ihren Erkrankungen. Ein Facharzt für Dermatologie wird auch Hautarzt genannt.

Dermatomykose: Pilzerkrankung der Haut, Haare, Nägel und Schleimhäute.

Dermatose: Bezeichnung für Hautkrankheit allgemein.

Dermatosklerose: verhärtete Haut- und Gewebebereiche. Eine Dermatosklerose tritt am Unterschenkel vor allem als Symptom der ➤chronisch venösen Insuffizienz auf.

Desensibilisierung: Behandlung von ➤Allergien. Wörtlich: Herabsetzen der Über-Empfindlichkeit. Durch wiederholte Gabe von geringen Mengen des ➤Allergens wird der Körper darauf trainiert, auf diesen Stoff nicht mehr überempfindlich zu reagieren.

Desinfektion: Abtötung, Hemmung oder Entfernung von Krankheitserregern durch geeignete Desinfektionsmittel.

D

desodorieren: üble Gerüche zerstören oder überdecken.

Desorientiertheit: Verwirrtheit.

Destillation: Verdampfen einer Flüssigkeit und auffangen der Dämpfe, die durch Abkühlen wieder zu Flüssigkeit werden. Bei einer Destillation wird die Flüssigkeit gereinigt, da feste Bestandteile zurückbleiben. So enthält z. B. destilliertes Wasser weder Schmutzpartikelchen noch Mineralstoffe.

Detergenzien: sinngemäß »Waschmittel«; Stoffe, die Fette mit Wasser abspülbar machen, z. B. Seife, Spülmittel.

Dextrin: aus Stärke gewonnenes Kohlenhydrat, das als Hilfsstoff in der Arzneimittelherstellung oder für Lebensmittel verwendet wird.

Dextrose: andere Bezeichnung für Traubenzucker.

Diabetes mellitus: Zuckerkrankheit, Störung des Kohlenhydrat-Stoffwechsels. Der Zuckergehalt im Blut ist erhöht, ab einer bestimmten Konzentration auch im Harn. Im wesentlichen gibt es zwei Formen von Diabetes mellitus; beiden gemeinsam ist: Das ➤ Insulin der Bauchspeicheldrüse schafft es nicht, ausreichend Blutzucker in Fett-, Leber- und Muskelzellen transportieren zu lassen. Damit kann das Insulin den Zuckergehalt des Blutes nicht mehr innerhalb der Normalwerte regulieren.

■ Jugenddiabetes (Typ I): Tritt bereits in jungen Jahren auf. Das eigene Immunsystem hat große Teile der insulinbildenden Zellen zerstört. Folge: Die Bauchspeicheldrüse produziert nicht mehr genug Insulin, das zur Verwertung der in der Nahrung enthaltenen ➤ Kohlenhydrate notwendig ist. Behandlung: Lebenslange Insulingabe notwendig.

■ Altersdiabetes (Typ II): Tritt im fortgeschrittenen Alter auf. Bei dieser Form reagieren Körperzellen immer unempfindlicher auf Insulin. Die Bauchspeicheldrüse versucht, durch Mehrproduktion auszugleichen. Doch irgendwann kann sie dieser Überlastung nicht mehr standhalten. Folge: Die zur Verfügung gestellte Insulin-

menge reicht nicht mehr zur Regulierung des Blutzuckerspiegels. Behandlung: Diät und Medikamente. Nur wenn diese Maßnahmen nicht ausreichen, wird eine Insulingabe notwendig.
Zu beiden Krankheitsformen wird die Veranlagung vererbt. Ob Diabetes mellitus Typ II tatsächlich auftritt, hängt auch mit der Lebensweise zusammen. Ein wichtiger Risikofaktor: Übergewicht. Frühe Symptome sind: großer Durst, häufiges Wasserlassen, Gewichtsabnahme, schlecht heilende Wunden. Unbedingt Arzt aufsuchen!

Dialyse: Blutwäsche, Behandlungsmethode zur Entfernung bestimmter Stoffe aus dem Blut. Eine Dialyse wird notwendig, wenn die Nieren ihre Aufgabe, den Körper von Schlackenstoffen zu befreien, nicht mehr ausreichend erfüllen. Bei der Dialyse wird das Blut durch ein Gerät (künstliche Niere) geleitet. Mittels einer als feines Sieb wirkenden Membran werden die Stoffe entfernt, die ein gesunder Organismus mit dem Harn ausscheidet.

Diaphragma: Mittel zur mechanischen Empfängnisverhütungung (wörtlich »Scheidewand«). Das Diaphragma wird vor jedem Geschlechtsverkehr direkt vor den Muttermund gesetzt und kann vom ➤ Sperma nicht überwunden werden: Die Befruchtung wird verhindert.

D

Diarrhö: dünnflüssiger, übermäßiger Stuhlgang, Durchfall.

Diastole: Phase der Herzmuskeltätigkeit, in der die Herzkammer erschlafft und sich mit Blut füllt. Dabei ist der Blutdruck am niedrigsten. Bei der Messung wird er durch den tieferen Wert wiedergegeben.

diastolischer Blutdruck: Blutdruck während der Phase der Erschlaffung und Füllung der Herzkammer (zweiter, niedrigerer Wert).

diastolisches Geräusch: Herzgeräusch während der ➤ Diastole.

Digestion: Verdauung.

digital: mit dem Finger.

Digitalisglykoside: Herzwirksame Stoffe, die aus dem gelben und roten

Fingerhut gewonnen werden. Sie verstärken die Kraft, mit der sich der Herzmuskel zusammenzieht.

D

Dilatation: Erweiterung, z. B. eines Hohlorgans.

dilatieren: erweitern.

Dioptrie: Maßeinheit für die Brechkraft (Lichtbrechung) der Augenlinse, Maß für Kurz- oder Weitsichtigkeit.

Diphtherie: Bakterielle Infektionskrankheit (Corynebakterium diphtheriae) mit typischen Belägen auf der Rachenschleimhaut, Fieber, Schluckbeschwerden. Verschiedene Formen und unterschiedliche Schweregrade bis hin zu lebensgefährlichen Zuständen. Impfung möglich!

Disposition: Veranlagung, Krankheitsbereitschaft, Empfindlichkeit des Körpers für eine bestimmte Krankheit. Ob die Erkrankung jedoch tatsächlich ausbricht, hängt noch von anderen Faktoren ab.

Disstreß: wörtlich »Not, Bedrängnis«. Streß ist lebenswichtig und nicht von vornherein schädlich. Deswegen unterscheiden Mediziner zwischen gutem ➤ Eustreß, der Körper und Geist sozusagen in Hochform bringt, und schlechtem Disstreß. Dieser Disstreß kann krankmachen, wenn er zu stark und dauerhaft auftritt.

distal: weiter vom Rumpf entfernt liegende Teile, Gegensatz zu ➤ proximal.

Distorsion: Verzerrung, Verrenkung.

Diurese: Harnausscheidung.

Diuretika: Stoffe, die die Nierentätigkeit steigern und damit die Harnausscheidung fördern.

Dolor: Schmerz.

Dopamin: körpereigene Substanz, die bei der Reizleitung der Nerven eine Rolle spielt. Vorstufe von ➤ Adrenalin.

dorsal: in Richtung Rücken.

Dosieraerosol: Aufschwemmung eines Arzneistoffes in einem Lösungsmittel. Mit Hilfe eines speziellen Mechanismus läßt sich der Arzneistoff – ähnlich wie bei einer Spraydose – auf Knopfdruck in jeweils vorgegebener Menge vernebeln. Vorteil: Der Arzneistoff läßt sich einatmen und erreicht besonders gut die Atemwege. Anwendung z. B. bei bronchialerweiternden Mitteln (bei ➤Astma).

Dosierungsschema: Plan zur Einnahme eines Arzneimittels. Ein Dosierungsschema sorgt dafür, daß der Arzneistoff immer in ausreichender Menge im Organismus vorhanden ist und so zuverlässig und gleichmäßig wirken kann.

Dragee: Arzneiform. Festgepreßter Kern mit dem Arzneistoff, ummantelt mit einem Überzug aus Zucker und anderen Stoffen. Die Umhüllung löst sich nach der Einnahme auf.

Droge: ursprünglich Bezeichnung für getrocknete Pflanzenteile, die arzneilich verwendet werden. So sind Teedrogen getrocknete Pflanzenteile – etwa Blätter –, die als Tee verwendet werden. Heute wird der Begriff Droge auch für Rauschmittel oder für abhängig machende Arzneimittel oder Genußmittel verwendet, z. B. Haschisch, Psychopharmaka oder Alkohol.

D

Drogenabhängigkeit: körperliche und/oder seelische Sucht nach einer ➤Droge. Bei Absetzen (Entzug) treten vorübergehende Beschwerden auf.

dromotrop: die Nervenreizleitung im Herzmuskel betreffend.

Drüsen: Organe, die Wirkstoffe (Sekrete) besonderer Zusammensetzung bilden und diese nach außen oder innen absondern. Beispiel: Bauchspeicheldrüse, Schweißdrüse.

Duodenum: Zwölffingerdarm. Seine Länge entspricht etwa der Breite von zwölf Fingern.

Duplex: wörtlich »doppelt«. Z. B. Duplex-Sonographie: Ultraschall-Untersuchungsmethode, die doppelte Informationen liefert.

Durchblutungsstörungen: mangelnde Durchblutung eines bestimmten Gefäß- oder Gewebebezirks. Folge: Sauerstoffmangel im betreffenden

Gebiet bis zum Absterben des zu versorgenden Gewebes. Wichtiges Beispiel: ➤Herzinfarkt.

D

Dysbakterie: durch nicht in den Darm gehörende Bakterien ausgelöste Erkrankung.

Dysenterie: Ruhr.

Dysfunktion: Funktionsstörung.

Dysfunktionelle Blutungen: im weiteren Sinn gynäkologische Blutungen, die durch Hormonstörungen ausgelöst sind.

Dyskinesie: Störungen oder schmerzhafte Fehlfunktionen im Bewegungsablauf.

Dysmenorrhö: schmerzhafte Regelblutung.

Dyspepsie: Verdauungsstörung.

Dysphagie: Luftschlucken, Schluckstörung. Ursache oft Erkrankungen der Speiseröhre oder ➤funktionelle Störung.

Dysplasie: Fehlentwicklung, Mißgestalt, z. B. Hüftgelenksdysplasie.

Dyspnoe: allgemeine Bezeichnung für Atemstörungen.

Dysurie: schmerzhafte und erschwerte Blasenentleerung. Sie tritt vor allem bei Blasen-, Prostata- oder Harnröhrenerkrankungen auf.

effektiv: wirksam.

Effektivdosis: die therapeutisch wirksame Menge eines Arzneimittels. Sie hängt von der eingenommenen Menge und von der individuell verschiedenen Empfindlichkeit auf den Wirkstoff ab.

Effloreszenz: krankhafte Hauterscheinungen wie Rötungen, Pusteln, Quaddeln.

Eierstock: etwa pflaumengroße Keimdrüse der Frau, doppelt (paarig) vorhanden. In den beiden Eierstöcken wachsen etwa zwischen dem 13. und 45. Lebensjahr befruchtungsfähige Eizellen heran. Außerdem produziert jeder Eierstock die weiblichen Geschlechtshormone ➤Östrogen und Progesteron.

Eierstockentfernung: operative Entfernung von einem oder beiden Eierstöcken. Wird nur einer entfernt, kann der andere weiterhin befruchtungsfähige Eizellen heranwachsen lassen und außerdem die Hormonproduktion übernehmen. Werden beide Eierstöcke entfernt, treten vorzeitig die Wechseljahre ein. Eine Hormonersatztherapie ist zu überdenken. In vielen Fällen reicht jedoch eine teilweise Entfernung, so daß weiterhin Geschlechtshormone gebildet werden.

Eileiter: schlauchförmige, 14 bis 20 cm lange Verbindung zwischen Eierstock und Gebärmutter. Normalerweise hat jede Frau zwei durchgängige Eileiter. Nach dem Eisprung wandert die Eizelle durch den Eileiter in die Gebärmutter. Im Eileiter findet auch die Befruchtung durch die männliche Samenzelle statt.

Eileiterschwangerschaft: Die befruchtete Eizelle erreicht die Gebärmutter nicht und setzt sich im Eileiter fest. Dort kann die Schwangerschaft keinesfalls ausgetragen werden. Der Fötus muß operativ entfernt werden, sonst besteht Lebensgefahr für die Frau!

E

Eisprung: Ausstoßen einer reifen, befruchtungsfähigen Eizelle aus dem Eierstock. Der Eisprung ist hormongesteuert und findet in der Mitte des weiblichen Zyklus statt.

Eiter: meist gelblich-grünliche Absonderung aus mit Bakterien infizierten Wunden. Auch ins Gewebe eingedrungene Fremdkörper können die Eiterproduktion auslösen. Eiter besteht vor allem aus Millionen von abgestorbenen weißen Blutkörperchen, zugrunde gegangenen Gewebezellen und Bakterien.

Ejakulat: Samenflüssigkeit mit Samenfäden des Mannes. In der Regel beträgt die Menge des Ejakulats 3,5 bis 5 ml.

Ejakulation: Samenerguß des Mannes. Die Ejakulation erfolgt auf der Höhe des Orgasmus und wird durch reflektorisches Zusammenziehen bestimmter Muskeln ausgelöst.

EKG (Elektrokardiogramm): Untersuchungsmethode zur Beurteilung der Herzfunktion. Über Metallplättchen (Elektroden), die auf der Körperoberfläche angebracht werden, wird die Herzstromkurve gemessen, an einen Schreiber weitergeleitet und aufgezeichnet. Diese Kurve wird vom Arzt ausgewertet: Sie kann Hinweise auf Störungen und Krankheiten des Herzens geben. Beim Belastungs-EKG wird die Kurve aufgezeichnet, während der Patient eine gewisse Zeit auf einem Fahrrad strampelt oder einem Tretband läuft. Diese Form des EKGs gibt Aufschluß darüber, ob und wie sich das Herz körperlichen Belastungen anpassen kann. Beim Langzeit-EKG wird der Patient für 24 Stunden an ein tragbares Gerät angeschlossen, mit dem er nach Hause gehen darf.

Eklampsie: plötzlich auftretende starke Krämpfe bei Schwangeren, meist verbunden mit Kopfschmerzen, Augenflimmern. Tritt vor allem bei Erstgebärenden oder während einer Mehrlingsschwangerschaft auf.

Ekstase: Abgerücktsein von der Wirklichkeit, Verzückung, Dämmerzustand.

Ekzem: juckende, entzündliche Erkrankung der Oberhaut. Meist symmetrischer Befall der Haut, Schleimhäute bleiben ausgespart. Erscheinungsform vielfältig: Rötung, Schwellung, Blasen und Bläschen, Riß- und Krustenbildung, Schuppen. Verschiedene Ursachen möglich: Kontakt mit allergisierenden (➤Allergie) oder giftigen Stoffen, mechanische Zerstörung der natürlichen Schutzschicht der Haut, Befall mit Bakterien oder Pilzen.

Elastin: Eiweißstoffe des elastischen Bindegewebes.

Elektrolyte: chem. Verbindungen, z. B. Kalium-, Magnesiumsalze, die in wäßriger Lösung in ihre Bestandteile (elektrisch geladene Ionen) zerfallen. So löst sich Natriumchlorid (Kochsalz) in Wasser und zerfällt dort in Natrium und Chlorid. Medizinisch bedeutsam ist der Ersatz verlorener Elektrolyte nach starkem Erbrechen, Durchfall, schweißtreibendem Sport (➤Elektrolythaushalt).

Elektrolythaushalt: Für den Ablauf lebensnotwendiger Vorgänge im Körper ist eine bestimmte Konzentration von ➤Elektrolyten (u. a. Natrium, Kalium, Magnesium, Kalzium) notwendig. Der Elektrolythaushalt hängt eng mit dem Wasserhaushalt zusammen.

Elektrotherapie: Reizstrombehandlung. Sie wird z.B. bei Nervenlähmungen eingesetzt, um Rückbildungen der Muskulatur zu verhindern.

Elephantiasis: unförmige Anschwellung von Körperteilen als Folge eines dauerhaft gestörten Lymphabflusses, z.B. nach lymphbahnzerstörenden Operationen. Betroffen sind vor allem die Beine, die äußeren Geschlechtsteile, aber auch die weibliche Brust.

Embolie: Verstopfen eines Gefäßes mit einem Blutpfropf. Die hinter diesem Bereich liegenden Gewebe und Organe werden von der Blut- und Sauerstoffversorgung abgeschnitten. Im schlimmsten Fall sterben sie ab (siehe ➤Herzinfarkt). Werden die Lungengefäße verstopft, kommt es zu einer lebensgefährlichen Lungenembolie. Mögliche Ursache z. B. ➤Thrombose in den tiefen Venen durch längere Bettlägerigkeit. Deshalb müssen sich Patienten im Krankenhaus zwischendurch immer wieder bewegen, zur Not Bettgymnastik machen. Zur Verhinderung einer Embolie werden oft zusätzlich blutverdünnende Medikamente gespritzt.

E

Embryo: ungeborene Leibesfrucht während der ersten drei Schwangerschaftsmonate.

Embryopathie: vorgeburtliche Erkrankung mit der Folge einer Entwicklungsstörung oder Mißbildung, z. B. durch Alkoholmißbrauch der Mutter während der Schwangerschaft (Alkoholembryopathie).

Emesis: Erbrechen.

Emetika: Arzneistoffe, die Erbrechen auslösen. Heute selten eingesetzt.

Emotion: Gefühlsbewegung, Gefühl.

Info

Tip bei Übelkeit und Erbrechen

Bei Übelkeit oder Erbrechen eignen sich Tabletten nicht besonders, denn der Magen behält nichts bei sich. Dann sind Zäpfchen oft die einzige Arzneimittelform, die nicht sofort wieder ausgeschieden wird.

Empfängnisverhütung: siehe unter ➤Kontrazeption.

Emphysem: wörtlich »Aufblähung, Aufgeblasensein«. Beispiel Lungenemphysem: Ein Lungenemphysem ist eine ernste Erkrankung und meist die Folge einer chronischen ➤Bronchitis. Durch die ständig angeschwollene Bronchialschleimhaut stehen die unzähligen kleinen Lungenbläschen unter einem erhöhten Druck. Dieser Überlastung können einige Bläschen nicht dauerhaft standhalten, sie gehen zugrunde, und an ihrer Stelle stehen nun weniger, dafür aber größere Lungenbläschen. Da auf diese Weise die Gesamtoberfläche des Lungengewebes abnimmt, sinkt auch die Fläche, auf der das Blut mit Sauerstoff beladen wird. Gleichzeitig nimmt die Elastizität der Lunge ab. Um das Blut durch das starrer gewordene Gewebe zu pumpen, muß das Herz bei jedem Schlag mehr Arbeit leisten. Folge: Leistungsabfall, Atemnot, möglicherweise auch Herzversagen.

Emulgatoren: Stoffe, die die Vermischung von zwei nicht oder nur bedingt ineinander löslichen Stoffe ermöglichen (siehe ➤Emulsion). Lecithin im Eigelb ist z. B. ein natürlicher Emulgator, Gallensäure spielt als Emulgator bei der Fettverdauung eine wichtige Rolle.

Emulsion: feinste Verteilung einer Flüssigkeit in einer anderen, in der sie nicht oder nur bedingt löslich ist. Ein natürliches Beispiel ist Milch: Sie besteht aus einer in Wasser fein verteilten Fettphase (Sahne).

Encephalitis: Entzündung des Gehirns, akute oder chronische Erkrankung von Hirngewebe. Eine Encephalitis wird hervorgerufen durch eine ➤Infektion mit Bakterien, Viren oder anderen Parasiten, z. B. durch Viren, die von Zecken während des Bisses übertragen werden.

endogen: im Körper selbst entstanden, nicht von außen zugeführt.

Endokard: die innerste Schicht der Herzwand.

Endokarditis: Entzündung der Herzinnenhaut, meist im Bereich der Herzklappen.

endokrine Drüsen: Drüsen mit innerer Sekretion. Sie geben ihre Stoffe in den Blutkreislauf ab, z. B. die Bauchspeicheldrüse (siehe auch ➤Drüsen).

Endokrinologie: Lehre von der Funktion endokriner Drüsen.

Endometriose: gutartige Wucherung der Gebärmutterschleimhaut. Bei einer Endometriose haben sich kleine Gebärmutterschleimhautinseln außerhalb der Gebärmutter festgesetzt. Sie reagieren weiterhin auf das Wechsel- und Zusammenspiel der Geschlechtshormone und machen den ➤Zyklus genauso mit wie die Zellen in der Gebärmutter. Deswegen geht eine Endometriose meist mit Beschwerden wie Spannungsschmerzen und verstärkter Regelblutung einher.

Endometrium: Schleimhaut der Gebärmutter. Während der Geschlechtsreife unterliegt sie einem zyklischen, hormonbedingten Auf- und Abbau.

Endorphine: endogene Morphine = im Körper entstandene Morphine; körpereigene schmerzblockierende Substanzen. Endorphine wirken ähnlich wie Morphium. In Schreckmomenten werden sie vermehrt produziert und freigesetzt. Endorphine bewirken z.B., daß Unfallopfer trotz schwerer Verletzungen und bei vollem Bewußtsein oft nur wenig Schmerzen spüren. Erst wenn die Konzentration an Endorphinen sinkt, tritt der volle Schmerz auf.

E

Endoskop: Instrument zur Untersuchung des Inneren von Körperhöhlen. Ein Endoskop ist röhrenförmig, starr oder flexibel, mit einer Lichtquelle und einem optischen System ausgestattet. Die Form und Ausstattung richtet sich nach dem zu untersuchenden Organ.

Endoskopie: Untersuchung des Inneren von Körperhöhlen und Hohlorganen – z.B. Magen oder Darm – mit einem ➤Endoskop. Eine Endoskopie kann zur Diagnose durchgeführt werden. In diesem Fall werden häufig endoskopisch kleine Gewebsstückchen entnommen (Biopsie). Heute werden auch viele Operationen endoskopisch durchgeführt. Da nur ein vergleichsweise kleines Endoskop von außen eingeführt wird, reicht eine kleine Öffnung. Deswegen heißt diese Form der Endoskopie auch »Schlüssellochchirurgie«. Sie erspart dem Patienten schwere operative Eingriffe.

Endothel: innere, einzellige Schicht, die Blutgefäße, Lymphgefäße und Herzräume auskleidet.

Endstrombahn: der Bereich, in dem arterielle feinste Gefäße (➤Blutkapillaren) in venöse feinste Gefäße übergehen.

Engwinkelglaukom: siehe ➤Glaukom.

enteral: in Bezug auf den Darm.

Enteritis/Enterokolitis: akute bis schleichende Darmentzündung. Entzündliche Erkrankung des Dünndarms, die vor allem mit krampfartigen Bauchschmerzen einhergeht.

enterohepatischer Kreislauf: Abschnitt des Blutkreislaufs, auch Leberkreislauf genannt. Der enterohepatische Kreislauf ist der Transportweg für Stoffe, die über Leber und Galle in den Darm gelangen und – weil sie dort nicht sofort ausgeschieden werden sollen – wieder mit dem Blut in die Leber zurückgeleitet werden. Hauptsächlich Gallenfarbstoffe und Gallensäuren nehmen diesen Weg, aber auch einige Arzneistoffe. Der enterohepatische Kreislauf kann mehrmals durchlaufen werden.

Enterokolitis: Entzündung von Dünn- und Dickdarm; meist Bezeichnung für ➤akuten Durchfall durch Infektion mit Bakterien oder Viren.

Enteropathie: allgemeine Bezeichnung für Darmerkrankungen.

Enteroskopie: Untersuchung des Magen-Darm-Kanals mit dem ➤Endoskop.

Enterotoxine: auf den Verdauungstrakt giftig wirkende Stoffwechselprodukte (➤Toxine) von Bakterien. Einige Enterotoxine können zu ➤Lebensmittelvergiftungen führen, manche sind hitzestabil und werden beim Kochen und Braten nicht zerstört.

Entzugsblutung: ➤gynäkologische Blutung, die durch Abfall der Hormonkonzentration im Blut ausgelöst wird. Der Hormonabfall kann auf natürliche Weise im Rahmen des weiblichen Monatszyklus oder künstlich nach Absetzen der »Pille« auftreten.

Entzündung: Abwehrreaktion des Körpers gegen schädigende Reize verschiedener Art, ausgelöst etwa durch Bakterien, mechanische Reize oder Chemikalien. Das Ziel einer Entzündung besteht darin, den Auslöser zu beseitigen und die reizbedingten Gewebeschäden zu reparieren. Damit ist eine Entzündung eine sinnvolle Abwehrmaßnahme. Die typischen Reaktionen des Körpers sind die vier klassischen Entzündungszeichen. Rötung: Die Gefäße weiten sich, um die Durchblutung des betroffenen Gewebes zu steigern. Erwärmung: Die Aktivität des gesamten Stoffwechsels erhöht sich. Schwellung: Aus den Blutgefäßen tritt mehr Flüssigkeit aus. Schmerz: Der Gewebedruck verstärkt sich.
Bei einer Entzündung werden vermehrt Abwehrzellen zum Ort des Geschehens transportiert, so daß der Kampf gegen den auslösenden Reiz auf Hochtouren laufen kann. Eine Entzündung sollte vollständig ausheilen, sonst kann sie ➤chronisch werden. In

der »Medizinersprache« weist die Endsilbe »-itis« auf eine entzündliche Krankheit hin, z. B. Kolitis, Dermatitis.

E

Enuresis: Bettnässen, wiederholte und unbeabsichtigte Blasenentleerung von Kindern, die älter als drei Jahre sind. Meist liegen seelische Probleme und Konflikte zugrunde.

Enzyme: Substanzen bzw. Stoffe, die als ➤Katalysatoren bestimmte biochemische Reaktionen im Körper beschleunigen oder erst möglich machen. Damit lenken Enzyme die Vorgänge im Körper in eine bestimmte Richtung. Sie stoßen eine Reaktion an, gehen unbeschädigt aus ihr heraus und vermitteln die nächsten Reaktionen. So ermöglichen geringe Mengen von Enzymen nacheinander eine große Anzahl von Reaktionen. Enzyme arbeiten sehr spezifisch: Jedes Enzym kann nur einen ganz bestimmten biochemischen Prozeß anstoßen, deshalb muß jeder Organismus über eine Vielzahl von verschiedenen Enzymen verfügen. Enzyme sind an sämtlichen Stoffwechselvorgängen beteiligt, z. B. an der Aufspaltung der Nahrung in Bestandteile, die der Körper aufnehmen und verwerten kann. Jeder Organismus bildet sich die für seine Art typische Enzym-Ausstattung selbst. Von außen in Form von Medikamenten zugeführte Enzyme werden bei unterschiedlichen Erkrankungen eingesetzt, z. B. bei Gelenk- oder Muskelrheumatismus und Entzündungen aller Art.

Enzymdefekt: verminderte oder ganz fehlende Aktivität eines oder mehrerer Enzyme. Je nach betroffenem Enzym treten spezielle Störungen oder Krankheiten auf.

eosinophil: Begriff, der bei der Untersuchung von Zell- und Gewebestrukturen gebraucht wird. Dabei werden die Untersuchungsproben mit dem Farbstoff Eosin vermischt. Eosinophile Bestandteile (wörtlich »Eosin liebend«) färben sich unter dem Mikroskop rot. Da weiße Blutkörperchen eosinophil sind, treten sie nach der Färbung rot hervor. So kann der Arzt ihre Menge berechnen. Ist ihre Zahl deutlich erhöht, weist diese Beobachtung auf bestimmte Krankheiten hin, z. B. auf eine Infektion oder auf Wurmbefall.

Epidemie: wörtl. »im Volke verbreitet«. Medizinisch bedeutet Epidemie das gehäufte Auftreten einer Infektionskrankheit. So tritt z. B. eine echte Grippe (➤ Influenza) nicht vereinzelt, sondern immer als »Grippewelle« auf. Der Grund ist die hohe Ansteckungskraft der Erreger und die geringe Widerstandsfähigkeit der Mehrheit der Bevölkerung.

Epidemiologie: ursprünglich »Seuchenkunde«. Heute wird der Begriff für die Lehre von der Erkennung, Bekämpfung und Verhütung übertragbarer (das heißt ansteckender) Erkrankungen und auch anderer Krankheiten gebraucht, wie z. B. Stoffwechselkrankheiten.

Epidermis: Oberhaut; die äußerste Schicht der Haut.

Epikutantest: Test auf eine ➤ allergische Reaktion, wobei die zu testende Substanz mit einem Leinenläppchen auf einen kleinen Bereich normaler Haut aufgebracht wird. Kommt es zu einer lokalen Reaktion, ist die Testsubstanz als Allergieauslöser identifiziert.

Epilation: Haarentfernung. Hierbei können Kopf-und/oder Körperhaare entweder aus kosmetischen oder medizinischen Gründen entfernt werden, z. B. bei Pilzererkrankungen der Haut.

Epilepsie: wörtlich »Fallsucht«. Anfallsleiden, das mit plötzlichem Bewußtseinsverlust und Krämpfen einhergeht. Zugrunde liegen Hirnfunktionsstörungen. Als Ursache kommen Kopfverletzungen, Geburtsschäden etwa durch Stoffwechselstörungen, Sauerstoffmangel, Gehirninfektionen, Schlaganfall oder Drogenvergiftung in Frage. Epileptische Anfälle treten auch als mögliche Begleiterscheinung von Alkohol- oder Drogenentzug auf. Auch erbliche Veranlagung ist möglich. Oft läßt sich jedoch keine Ursache festmachen. Eine der Gefahrenquellen bei Epilepsie liegt in den Verletzungen beim Sturz. Epilepsie läßt sich behandeln: Bei vielen Patienten reduziert sich die Zahl der Anfälle, einige werden sogar beschwerdefrei.

Epistaxis: Nasenbluten.

Epithel: geschlossene Zellschicht, die innere oder äußere Körperoberflä-

E

chen bedeckt. Das Epithel dient als Schutz und ermöglicht den Stoffaustausch (Beispiel: Darmepithel).

Epithelialisierung: Überwachsen von Wunden mit neuen Epithelzellen (Deckzellen). Die Epithelialisierung beginnt am Wundrand und seinen intakten Randpartien; sie ist die Voraussetzung für einen vollständigen Wundverschluß und die Reparatur geschädigter Haut.

Erektion: wörtlich »richte auf«, gebräuchlich für die Versteifung und Aufrichtung des Penis. Funktionell sind für eine Erektion drei Schwellkörper im Penis verantwortlich, die von Blutgefäßen durchzogen werden. Bei sexueller Erregung und/oder direkter Reizung des Penis weiten sich die Blutgefäße, so daß mehr Blut einströmt. Nun ziehen sich Muskeln, die um diese Gefäße liegen, zusammen und verhindern den Abfluß. Das Blut staut sich, der Penis wird steif und richtet sich auf, die Erektion hält an. Häufig tritt eine Erektion auch ohne von außen ersichtlichen Grund im Schlaf auf; dies ist auch bei Kindern möglich und normal.

Erfrierung: schwere Schädigung von Gewebe/Körperteilen durch Kälte. Unterteilung in vier Stärkegrade.

Ergometer: Diagnosegerät zur Messung der körperlichen Leistungsfähigkeit, z. B. Fahrrad-Ergometer, das beim Belastungs-➤EKG eingesetzt wird. Während der Patient eine vorgegebene körperliche Leistung erbringt, mißt das Ergometer Herzfrequenz, Herzrhythmus, Blutdruck, Atemfrequenz und Sauerstoffaufnahme.

Ergotamine: Sammelbezeichnung für Wirkstoffe, die aus dem ➤Mutterkorn gewonnen werden. Sie kommen z. B. bei Migräne zur Anwendung.

Ergotismus: Vergiftung durch ➤Mutterkorn. Anzeichen: Durchblutungsstörungen, Krämpfe, Kopfschmerzen, Magen- und Darmstörungen, Wahnvorstellungen.

Erhaltungsdosis: Zu Beginn einer Behandlung mit Medikamenten steigt die Konzentration des Arzneistoffes im Blut. Sobald die für die ➤therapeutische Wirksamkeit notwendige Konzentration erreicht ist, muß der

Patient »nur« noch die Erhaltungsdosis einnehmen. Die weitere Einnahme des Medikaments ist nötig, da der Körper den Arzneistoff langsam wieder ausscheidet, wodurch die Konzentration sinkt. Die Erhaltungsdosis gleicht diesen Verlust aus und sorgt für optimale Wirkung des Arzneistoffs; sie ist oft geringer als die Anfangsdosis.

Ernährung, künstliche: Nahrungszufuhr, die nicht durch den Mund erfolgt. Meist wird ein Schlauch durch die Nase bis in den Magen oder in den Darm gelegt. Funktioniert der Magen-Darm-Trakt nicht mehr, wird eine Nährlösung direkt in die Vene geträufelt. Künstlich ernährt werden Menschen mit Magen-Darm-Krankheiten, die eine Aufnahme der Nährstoffe einschränken oder verhindern. Auch bei Frühgeburten und bei bestimmten Nervenkrankheiten ist eine künstliche Ernährung notwendig.

Ernährungsstörung: Krankheiten, die durch Unterernährung oder qualitative Mängel der Nahrung (z.B. durch einseitige Kost, Eiweißmangel, Vitaminmangel) hervorgerufen werden.

erogene Zonen: Körperstellen, deren Reizung sexuell erregt. Vor allem die Geschlechtsregion, die Brustwarzen und der Bereich um Zunge, Mund, Hals und After reagieren sexuell empfindlich.

Erosion: oberflächliche bis tiefere Verletzung, Wunden der Haut oder Schleimhaut. Beispiel: Erosion der Magenschleimhaut als Vorstufe eines Magengeschwürs.

Erstickung: Tod durch Sauerstoffmangel. Meist sind die Atemwege durch verschluckte Fremdkörper oder Nahrungsteile versperrt. Ist die Luftröhre nur teilweise blockiert, läßt sich der Gegenstand aushusten; sonst muß ihn der Arzt entfernen.

Eruption: wörtlich »Ausbrechen, Hervorbrechen«. Medizinisch ist das Auftreten eines Ausschlages oder der Ausschlag selbst gemeint.

Erwartungsangst: Nach einem unerfreulichen, negativen Erlebnis kann es zu der ängstlichen Erwartung kommen, daß sich das Ereignis so oder ähnlich wiederholt.

E

Erwerbsfähigkeit: Definition seitens der gesetzlichen Unfallversicherung und der gesetzlichen Rentenversicherung. Die Definition legt fest, ob und wieweit ein Mensch fähig ist, seine Arbeitskraft zu verkaufen bzw. seine Arbeit regelmäßig auszuüben. Minderung der Erwerbsfähigkeit wird vom Arzt unter Berücksichtigung gesetzlich festgelegter Kriterien in Prozent eingeschätzt.

Erwerbsminderung: Minderung der Erwerbsfähigkeit. Als Maßstab dient nicht die Fähigkeit, im erlernten Beruf zu arbeiten. Es gilt die Teilnahme am Arbeitmarkt ganz allgemein.

Erwerbsunfähigkeit: Begriff der gesetzlichen Rentenversicherung. Er bedeutet, daß eine regelmäßige Erwerbstätigkeit auf nicht absehbare Zeit nicht ausgeübt werden kann.

Erysipel: wörtlich »Rose, Wundrose«. Medizinische Bezeichnung für eine bakterielle Entzündung der Haut, die sich vor allem entlang der ➤ Lymphbahnen ausbreitet. Begleitsymptome: hohes Fieber, Schüttelfrost, Schwellung, Rötung.

Erythem(a): entzündliche Rötung der Haut aus verschiedenen Ursachen. Abklärung durch den Arzt!

Erythrodermie: sehr ausgedehnte oder über den ganzen Körper verbreitete schuppende Hautrötung.

Erythrozyten: rote Blutkörperchen. Sie nehmen in der Lunge Sauerstoff auf, transportieren ihn durch den Körper, geben ihn an die Gewebe ab und nehmen anschließend das Abfallprodukt Kohlendioxid auf, das sie in der Lunge freisetzen. Möglich wird dieser Gastransport durch das in die Erythrozyten eingelagerte Hämoglobin, auch Blutfarbstoff genannt. Da Erythrozyten nur etwa vier Monate leben, muß der Körper im Knochenmark ständig Ersatz produzieren. Dafür braucht der Organismus u.a. den Mineralstoff Eisen. Erythrozyten unterscheiden sich an ihrer Oberfläche von Mensch zu Mensch. Diese Unterschiede bilden die Grundlage für die Einteilung in ➤ Blutgruppen.

Escherichia: Gattung stäbchenförmiger ➤ Bakterien, z. B. Escherichia coli, Kolibakterien. Sie besiedeln bei gesunden Menschen den Darm, gehören aber z. B. nicht in die Harnwege. Dort lösen sie krankhafte Infektionen aus.

essentiell: gebräuchlich für lebensnotwendige Nahrungsstoffe, die von außen zugeführt werden müssen, da der Körper sie nicht selbst bilden kann. Die meisten Vitamine sind essentiell (Ausnahme: Vitamin D, K).

essentielle Fettsäuren: ungesättigte Fettsäuren, die der Körper benötigt, aber nicht selbst herstellen kann, z. B. Linolsäure, Linolensäure.

Essigsäure: lat. »Acidum aceticum«; stechend riechende farblose Flüssigkeit, die zu den ➤ organischen ➤ Säuren gehört. Speiseessig enthält etwa 5 bis 10 % Essigsäure. Gewinnung durch Alkoholvergärung. Essigsäure wird oft als Anhängsel von Arzneistoffen verwendet, z. B. ➤ Acetylsalicylsäure.

Ester: farblose, neutrale Substanzen, die aus organischen Säuren und Alkoholen unter Abspaltung von Wasser hergestellt werden. Ester kommen als Arzneistoffe vor, z. B. Nicotinsäureester in Rheuma- oder Sportsalben.

Info

Zwei, die nicht zusammenpassen: Medikamente und Alkohol

Wer Arzneimittel einnimmt, sollte lieber auf Alkohol verzichten. Schon ein einziges Gläschen kann – in Verbindung mit einem Medikament – ungeahnte Wirkungen entfalten. Vor allem Schlafmittel, starke Beruhigungsmittel und starke, verschreibungspflichtige Schmerzmittel stehen in diesem Ruf.

Ethanol: Alkohol, Weingeist. Ethanol wird oft äußerlich für Einreibungen, Umschläge und für die Hautdesinfektion verwendet.

Ether: Narkosemittel, das der Atemluft beigemischt wird.

Ethinylöstradiol: chemisch abgewandeltes Östrogen (weibliches Geschlechtshormon), das vom Körper besser aufgenommen werden kann als unverändertes Östrogen.

E

Eucalyptus globulus: australischer Baum, aus dessen Blättern Eukalyptusöl gewonnen wird. Das ➤ätherische Öl wird gegen Husten, Bronchitis und Asthma eingesetzt. Es verflüssigt zähen Schleim. Als Tee hemmt Eukalyptus die übermäßige Schleimbildung in den Bronchien.

Euphorie: gehobene Stimmung; Lebensgefühl, Empfindungen, Gedanken sind besonders positiv.

Euphorika: euphorisierende Stoffe; Substanzen, die künstlich eine ➤Euphorie hervorrufen, z. B. einige ➤Psychopharmaka.

Eurhythmie: Regelmäßigkeit von Puls und Herzschlag.

Euthanasie: wörtlich »leichter Tod«. Der Begriff Euthanasie wurde im Nationalsozialismus mißbraucht als Rechtfertigung zum Massenmord an psychisch Kranken. Deswegen spricht man heute lieber von »Sterbehilfe«.

Evolution: stammesgeschichtliche Entwicklung von Organismen im Lauf der Erdgeschichte.

Exacerbation: Wiederausbrechen, Wiederaufleben, Verschlimmerung einer Krankheit.

Exanthem(a): entzündliche Hauterscheinung, die oft große Teile des Körpers überzieht. Exantheme zeigen einen zeitlichen Verlauf: Anfang, Höhepunkt und Ende lassen sich unterscheiden. Typische Exantheme treten z. B. bei Masern, Röteln oder Scharlach auf.

Excision/Exzision: Herausschneiden eines Hautlappens, Gewebe- oder Organteils.

Exfoliation: Abschälung, Abstoßung abgestorbener Teile. Beispiel: Abschälung der oberen Hautschichten durch ➤Peeling bei Akne.

Exhibitionismus: wörtlich »heraushalten, sehen lassen«. Lust am Zurschaustellen der eigenen Geschlechtsorgane vor fremden Personen meist des anderen Geschlechts, mit oder ohne Selbstbefriedigung. Der Zweck ist das Erschrecken und die Schamverletzung des unfreiwilligen Betrachters.

exhumieren: Wiederausgraben einer Leiche, meist aus gerichtsmedizinischen Gründen.

Exitus: Tod.

ex juvantibus: Oft läßt sich die ➤Diagnose nicht anhand der Krankheitszeichen oder Beschwerden allein stellen. Diagnose ex juvantibus bezeichnet den Umstand, daß der Arzt Rückschlüsse ziehen kann, wenn ein bestimmtes Medikament geholfen hat. Wenn z. B. ein unerklärliches Fieber nach der Einnahme von ➤Antibiotika verschwindet, wird eine bakterielle Infektion vorgelegen haben.

Exkrement: Ausscheidung der Stoffwechselendprodukte, die der Körper nicht mehr verwerten kann. Kot und Harn werden als Exkrement bezeichnet.

Exkret: gleichbedeutend mit ➤Sekret.

exogen: von außen kommend, von äußeren Faktoren ausgelöst.

expansiv: sich ausdehnend, verdrängend, z. B. eine Geschwulst.

Expektoranzien: auswurffördernde Hustenmittel. Sie werden eingenommen, wenn beim Husten der Schleim nur schwer aus den Bronchien herausbefördert wird (produktiver Husten). Gebräuchlich für Arzneien, die zähen ➤Bronchialschleim verflüssigen und sein Abhusten erleichtern. Expektoranzien unterstützen so die Reinigung der Luftwege. Vertreter sind z. B. Ambroxol, Acetylcystein oder einige pflanzliche Stoffe.

Exploration: Erkundung, Untersuchung, Erhebung der ➤Anamnese (Vorgeschichte, Krankengeschichte des Patienten).

Exposition: bestimmten äußeren Bedingungen ausgesetzt sein, z. B. Kälte, Nässe, Krankheitserregern. Während einer Grippewelle besteht eine große Exposition gegenüber Grippeviren in der Luft.

Exsikkose: Austrocknung des Organismus durch Verlust von Körperflüssigkeit, z. B. durch Erbrechen, Durchfall. Exsikkose wird bei Säuglingen, Kleinkindern und alten Menschen schnell lebensgefährlich.

E

Exstirpation: operative Entfernung eines (erkrankten) Organs, Gewebebereichs oder Tumors.

Exsudat: Flüssigkeit, die bei einer Entzündung aus den Blutgefäßen und Lymphbahnen austritt, z. B. an einer entzündeten Wunde. Das Exsudat ist mehr oder weniger trüb und enthält Blutbestandteile und Eiweiße.

Extension: wörtlich »Ausdehnung«. Gebräuchlicher Begriff für die korrekte Ausrichtung von Arm oder Bein nach einem Bruch, z. B. durch einen Streckverband.

exterior: der äußere Teil, äußerlich.

Externum/Externa: äußerlich anzuwendende(s) Arzneimittel, z. B. Salbe oder Gel.

extradural: außerhalb der harten Hirnhaut, also zwischen Hirnhaut und Knochen liegend (siehe auch ➤ Hämatom).

extrakorporale Befruchtung: außerhalb des Köpers stattfindende, künstliche Befruchtung, auch In-vitro-Befruchtung genannt. Der Arzt entnimmt chirurgisch einige Eizellen aus dem Eierstock und befruchtet sie in einer Glasschale mit Samenzellen des Partners der Frau. Eine befruchtete Eizelle wird danach in die Gebärmutter eingesetzt. Oftmals sind für eine Schwangerschaft mehrere Versuche erforderlich. Durchgeführt wird das Verfahren, wenn die Eileiter der Frau verklebt oder nicht vollständig sind oder der Mann zu wenig oder unbewegliche Samenfäden hat. Fehlgeburten, Frühgeburten und Mehrfachgeburten möglich.

extrakranielle Gefäße: die vier großen Blutgefäße, die das Gehirn mit sauerstoffreichem Blut versorgen.

Extrakt: wörtlich »herausziehen«. Der Begriff Extrakt bezeichnet die Gesamtheit der Bestandteile, die mit einem Lösungsmittel, wie z. B. Wasser oder Alkohol, aus einer ➤ Droge (getrocknete Arzneipflanzenteile) herausgelöst werden. Beispiel: Extrakt aus Kamillenblüten in Tropfenform oder Feigenextrakt als Sirup. Extrakte derselben Pflanze können sich deutlich unterscheiden. Inhaltsstoffe und Wirksamkeit hängen vom Herstellverfahren und den Ausgangsstoffen ab.

Extraktion: Herausziehen, z.B. Herstellen eines ➤Extraktes oder Herausziehen eines Zahnes.

extrapyramidales Syndrom: Beschwerden, die auf einer Erkrankung oder Beschädigung bestimmter Gehirnstrukturen, des ➤extrapyramidalen Systems, beruhen. Das extrapyramidale Syndrom äußert sich vor allem in Störungen der Muskelspannung und des Bewegungsablaufes.

extrapyramidales System: bestimmte Hirnregionen und die zu ihnen gehörenden Nervenbahnen.

Extrasystole: Herzschlag außerhalb des normalen Rhythmus, vorzeitiges Zusammenziehen des gesamten Herzmuskels oder eines Teils. Eine Extrasystole kann einzeln oder in regelmäßigen Abständen auftreten. Oft kein Zeichen einer Erkrankung.

Extrasystolie: häufiger auftretende ➤Extrasystolen mit der Folge eines unregelmäßigen Pulsschlages.

Extrauteringravidität: Schwangerschaft außerhalb der Gebärmutter, z. B. im Eileiter (siehe ➤Eileiterschwangerschaft).

extravesikal: außerhalb der Blase gelegen.

extrazellulär: außerhalb der Zelle befindlich.

Extrazellulärraum: Raum außerhalb des Zellinneren, sogenannter Zwischenzellraum. Der Extrazellulärraum liegt zwischen den einzelnen Zellen und ist gefüllt mit Extrazellulärflüssigkeit, in der sich Nähr- und Schlackenstoffe befinden.

Extremitäten: Gliedmaßen, also Arme und Beine.

Extrinsic factor: veraltete Bezeichnung für ➤Cobalamin, auch als Vitamin B_{12} bekannt. Es ist unverzichtbar für die Blutbildung und muß dem Körper zugeführt werden.

Extrinsic system: Stoffe, die bei Verletzungen freigesetzt werden und die ➤Blutgerinnung auslösen.

extrovertiert: nach außen gewendet, weltoffen; im Unterschied zu »introvertiert«.

Extrusion: Sekretaustreibung.

Extubation: Herausziehen des Beatmungsschlauches (Tubus) aus der Luftröhre am Ende einer Narkose.

Exzision: siehe ➤ Excision.

F

Face-lifting: Gesichtsstraffung, operativer Eingriff zum Glätten von Falten, schlaffen Gesichtspartien, Hängebacken und Doppelkinn. Der Erfolg hält etwa fünf bis zehn Jahre vor. Wie jede Operation ist auch ein Face-lifting mit Risiken verbunden.

facialis: zum Gesicht gehörend. Z.B. heißt der Gesichtsnerv, der die Bewegung und Mimik je einer Gesichtshälfte beeinflußt, Fazialisnerv.

Faeces: Kot. Die tägliche Menge beträgt etwa 60 bis 250 g.

Faex medicinalis: gereinigte Bierhefe, Verwendung als Vitamin-B-Lieferant.

Fahrradergometrie: dosierte körperliche Belastung durch Fahrradfahren auf einem speziellen Rad mit regulierbarem Widerstand. Dabei wird die Herztätigkeit aufgezeichnet. Die Ergebnisse geben Auskunft über die Funktion und Belastungsfähigkeit des Herzens (siehe ➤ Belastungs-EKG).

Fäkalien: Kot.

fakultativ: möglicherweise, nach Belieben. ➤ Bakterien, die eine Erkrankung entweder auslösen oder nicht auslösen, nennt man fakultativ krankmachende Bakterien.

fall-out: radioaktiver Niederschlag aus der Atmosphäre.

Fallsucht: siehe ➤ Epilepsie.

Fango: Mineralschlamm aus heißen Quellen bzw. Schlamm vulkanischer Herkunft. Fango wird mit Wasser zu einem dicken Brei angerührt. Anwendung z. B. bei schmerzhaften, nicht entzündlichen Beschwerden von Muskeln, Sehnen, Gelenken in Form heiß aufgelegter Packungen.

Farbenanomalie: Farbenfehlsichtigkeit mit der Schwierigkeit, manche Farben zu erkennen und zu unterscheiden, erblich bedingt. Am häufigsten betroffen sind die Farbbereiche rot und grün, blau nur selten. Farbenanomalie tritt fast ausschließlich bei Männern auf.

Fascie/Faszie: aus ➤ Bindegewebe aufgebaute, feste und kaum dehnbare Hülle oder Aufhängung von Muskelteilen, Muskeln oder ganzen Organen. Die Muskulatur ist beispielsweise durch Faszien in bestimmte Untereinheiten gegliedert. Der Volksmund spricht davon, daß Fleisch – beispielsweise vom Rind oder Kalb – von Sehnen durchzogen ist. Diese Sehnen sind die Faszien.

Faserknorpel: ➤ Knorpel, dessen Grundsubstanz außer den Knorpelzellen noch viele Fasern enthält, im Unterschied zu anderen Knorpelarten. Faserknorpel kommt an stark belasteten Stellen des Bewegungsapparates vor, z. B. in den ➤ Bandscheiben.

Faulbaum: lat. Rhamnus frangula. Die Rinde wird als stark wirksames Abführmittel in Form von Tee oder ➤ Extrakt verwendet.

Fäulnis: Abbau von stickstoffhaltigen Stoffen durch ➤ Fäulnisbakterien, vor allem Abbau von Eiweiß. Während des Abbaus entwickeln sich übelriechende Gase. Fäulnis kann auch im Darm vorkommen.

Fäulnisbakterien: Fäulnis verursachende Bakterien. Sie bewirken den Abbau von Eiweiß in der Natur (➤ Fäulnis).

Fäulnisdyspepsie: meist chronische Störung der normalen Eiweißverdauung. Dabei nehmen die Fäulnisprozesse im Dünndarm und Dickdarm stark zu. Symptome z. B. Durchfall, übelriechende dünne Stühle, Blähungen.

FDA: Food and Drug Administration, die Oberbehörde der USA für Arzneimittel.

febril: fieberhaft.

F

Febris: lat. Fieber.

Fel: lat. Galle.

femoralis: zum Oberschenkel gehörend.

Ferment: alter Ausdruck für ➤Enzym.

Ferritin: Eisen-Eiweiß-Verbindung. Ferritin stellt eine Vorratsform für Eisen im Körper dar.

Ferrum: lat. Eisen.

Fertigarzneimittel: industriell hergestellte und fertig abgepackte Arzneimittel mit Packungsbeilage. Im Unterschied zu den in Apotheken selbst hergestellten und individuell zusammengestellten Rezepturen.

Fertilität: Fruchtbarkeit, Fähigkeit zur Fortpflanzung.

Fertilitätsvitamin: gemeint ist Vitamin E.

fetal: zum ➤Fetus gehörend.

Fetopathie: Sammelbegriff für Erkrankung des ➤Fetus. Mögliche Ursachen: u. a. Infektionen der Mutter, Gifte wie Alkohol oder Nikotin, Stoffwechselstörungen. Eine Fetopathie kann schwere Entwicklungsstörungen des Kindes nach sich ziehen. Deswegen müssen schwangere Frauen besonders vorsichtig sein, z. B. bei der Einnahme von Medikamenten und der Ernährung. Alkohol und Nikotin sind zu vermeiden.

Fettembolie: Eindringen von feinst verteilten Fetttröpfchen in die Blutbahn. Über die ➤Venen können sie bis in die Lunge gelangen und diese verstopfen. Ursache z. B. Knochenbruch mit Beschädigung des fetthaltigen Knochenmarks (siehe auch ➤Embolie).

Fettgeschwulst: siehe ➤Lipom.

Fettleber: Fettablagerung in den Leberzellen, die weit über das normale

Maß hinausgehen. Eine Fettleber ist die häufigste Lebererkrankung. Ursache z. B. Alkoholmißbrauch, ➤ Diabetes mellitus (Zuckerkrankheit), Über- oder Unterernährung, giftige Substanzen.

Fettleibigkeit: Fettsucht, siehe ➤ Adipositas.

Fettpolster: Unterhautfettgewebe, Fettdepot. Die Fettpolster stellen einen Energievorrat des Organismus für Mangelzeiten dar. Frauen haben im Vergleich zum Körpergewicht einen größeren Anteil an Fettgewebe als Männer.

Fettstoffwechsel: Gesamtheit der biochemischen Abläufe im Organismus, um mit der Nahrung aufgenommenes Fett für den Körper verwertbar zu machen. Auch die Ablagerung in ➤ Fettdepots (Fettpolster) für Mangelzeiten und die Mobilisierung gespeicherter Fettreserven zählen zum Fettstoffwechsel. Mögliche Störungen treten im Rahmen von Störungen des gesamten Stoffwechsels, bei krankhaft erhöhtem Fettgehalt im Blut oder bei mangelndem Fettabbau auf.

Fettstuhl: mikroskopisch nachweisbares oder bereits mit bloßem Auge sichtbares Fett im Stuhl.

Fetus: Bezeichnung für das ungeborene Kind nach dem dritten Schwangerschaftsmonat bis zur Geburt.

Fibrille: kleine Faser, z. B. Bestandteil von Bindegewebe.

Fibrin: Bestandteil des Blutes, der an der ➤ Blutgerinnung wesentlich mitwirkt. Um die Blutgerinnung in den Gefäßen zu verhindern, schwimmt Fibrin normalerweise nicht im Blut. Es wird erst bei Verletzungen schnell aus Vorstufen (z. B. ➤ Fibrinogen) gewonnen.

Fibrinogen: Vorstufe des ➤ Fibrins.

Fibrinolyse: Auflösung der durch Fibrin gebildeten ➤ Gerinnsel oder Verklumpungen. Das fibrinolytische System ist sozusagen der Gegenspieler der Blutgerinnung. Sobald ein verletztes und durch Gerinnsel abgedichtetes Blutgefäß abgeheilt ist, löst die Fibrinolyse das Gerinnsel wieder auf. Sie schützt vor Verstopfung der Gefäße durch fälschlicherweise entstandene Gerinnsel (➤ Thrombose). Die gerinnungsfördernden und gerinnungshemmenden Faktoren müssen sich im Gleichgewicht befinden. Manche Arzneistoffe können die Fibrinolyse fördern.

F

Fibrinolytika: Substanzen, die die ➤ Fibrinolyse auslösen oder unterstützen.

Fibroblasten: Zellen im Bindegewebe, die Gewebeneubildung ermöglichen.

Fibrom: gutartige Geschwulst aus Bindegewebe.

Fibromatose: Bindegewebevermehrung, manchmal bösartig.

Fibrose: krankhafte Vermehrung des Bindegewebes. Durch Fibrose wird das normale und damit gesunde Gewebe eines Organs zerstört. Mit der Zeit geht die Funktionsfähigkeit des Organs zugrunde, z. B. Lungenfibrose.

Fieberbläschen: häufig ➤ Herpes-Bläschen, die bei Fieber und/oder Erkältungen auftreten.

Filariasis: Sammelbezeichnung für Infektionen mit Fadenwürmern (➤ Filarien), die in das Lymphsystem oder Bindegewebe des Menschen einwandern.

Filarien: Sammelbezeichnung für eine Gruppe von Fadenwürmern, die als Parasiten im Bindegewebe und in den Lymphbahnen vorkommen und Krankheiten (siehe ➤ Filariasis) auslösen können. Filarien kommen in den Tropen vor.

Filzlaus: Flügellose Lausart, die die Schamhaare befällt und sich von Blut ernährt. Die Filzlaus unterscheidet sich von der Kleider- und Kopflaus. Sie wird vor allem durch Geschlechtsverkehr verbreitet. Auch Übertragung von den Eltern auf die Kinder möglich.

Fingerhut: ➤ Digitalispflanze. Ihre Inhaltsstoffe (siehe ➤ Digitalisglykoside) werden in Arzneimitteln z. B. gegen Herzschwäche oder Herzrhythmusstörungen eingesetzt.

Fingerkontraktur: Versteifung einzelner Fingergelenke in Beuge- oder Streckstellung.

Finne: Larvenstadium von ➤Bandwürmern; Entwicklungsstadium zwischen Ei und Wurm.

first-pass-effect: verstärkter Abbau von Arzneistoffen, die durch den Mund eingenommen werden. Bevor die Arzneistoffe in den Blutkreislauf gelangen und im Körper verteilt werden, passieren sie die Leber. Dort werden sie zum Teil abgebaut. Daß die eingenommene Menge nicht vollständig zur Wirkung kommt, muß bei der Dosierung berücksichtigt werden.

Fissur: schmerzhafter Einriß trockener und spröder Haut oder in einer Schleimhaut.

Fistel: röhrenförmiger, normalerweise nicht vorhandener Gang von einer Körperhöhle zur äußeren oder inneren Körperoberfläche. Beispiel: Zahnfistel: Gang vom Zahnhals oder von der Zahnwurzel in die Mundhöhle, häufig mit ➤Sekretausscheidung über diesen Gang.

Fixation: Befestigung, z.B. eines gebrochenen Knochens durch Gipsverband.

Flagellata: Geißeltierchen, Krankheitserreger (siehe ➤Protozoen).

Flatulenz: Blähungen, Abgang von Gasen.

Flavonoide: Gelbe oder rötlich-orangefarbene Pflanzenfarbstoffe, die als Extrakt aus bestimmten Pflanzen gewonnen werden und allgemein eine gefäßabdichtende, gefäßstabilisierende Wirkung haben; z.B. Hesperidin, ➤Rutin, Diosmin.

flavus: lat. gelb.

Flechte: umgangssprachliche Bezeichnung für bestimmte chronische Hauterkrankungen, z.B. ➤Schuppenflechte, ➤Ekzem.

Fleming, Alexander: Entdecker des ➤Penizillins als erstes ➤Antibiotikum, Nobelpreis 1945.

Flimmerskotom: gr. skotos = Dunkelheit. Flimmerskotom bezeichnet bei Migräneanfällen auftretende Lichterscheinungen wie Funken und Blitze. Oft auch zu Beginn eines Migräneanfalls.

F

Flöhe: blutsaugende, auf der Körperoberfläche lebende Parasiten. Flöhe gehören zu den Insekten. Verschiedene Arten wie Menschen-, Hunde- oder Rattenfloh spielen eine Rolle als Krankheitsüberträger (z. B. Pestepidemien des Mittelalters). Ist das eigene Haustier mit Flöhen befallen, muß oft zusätzlich zu dem Tier die ganze Wohnung mit insektentötenden Mitteln behandelt werden.

Flohstiche: gruppenweise angeordnete, heftig juckende Quaddeln.

Flora intestinalis: Bakterienbesiedlung in Magen und Darm (➤Darmflora).

Flores: lat. Blüten, Blumen. Zahlreiche Blüten werden für Arzneimittel verwendet, z. B. als Tee oder Extrakt.

Flores arnicae: Arnikablüten, zum Abschwellen.

Flores chamomillae: Kamillenblüten, zur Wundbehandlung.

Flores tiliae: Lindenblüten, zum Schwitzen.

florid: blühend, stark entwickelt. Z.B. ist eine gerade stark entwickelte, ➤akute Hautkrankheit eine floride Hautkrankheit.

Fluidum: Flüssigkeit, z. B. zum Einreiben.

Fluor vaginalis: siehe ➤Ausfluß aus der Scheide.

Fluorid-Prophylaxe: Vorbeugung (Prophylaxe) von ➤Karies durch Salze oder andere Verbindungen des Mineralstoffs Fluor, z. B. in Zahncreme, Mundwasser oder in Tablettenform. Fluorid härtet den Zahnschmelz. In manchen Gegenden wird Fluorid dem Trinkwasser zugesetzt. Auch einige Sorten von Speisesalz werden – neben Jod – mit Fluorid angereichert.

Foeniculum vulgare: Fenchel. Die Samen verwendet man als Magen-Darm-Mittel, gegen Blähungen oder als Schleimlöser bei Erkältungen.

Foetor ex ore: übler Mund- oder Atemgeruch. Verschiedene Ursachen möglich, z. B. schlechte Zähne oder Magenerkrankungen.

Folia: lat. Blätter. Zahlreiche Blätter werden für Arzneimittel verwendet, z. B. als Tee oder Extrakt.

Folia betulae: Birkenblätter, zur Anregung der Harnausscheidung.

Folia melissae: Melissenblätter, zur Beruhigung oder für den Magen.

Folia salviae: Salbeiblätter, zur Desinfektion bei Halsentzündung, zum Gurgeln.

Folia menthae piperitae: Pfefferminzblätter, als Magenmittel.

Folia uvae ursi: Bärentraubenblättertee, bei ➤Blasenkatarrh.

Follikel: 1. ➤Haarbalg, Austrittstelle des Haares aus der Haut. 2. Eibläschen, mit Flüssigkeit gefüllte Hohlräume (Bläschen) im Eierstock der Frau. In jedem Follikel befindet sich eine Eizelle, die sich auch dort entwickelt.

Follikelreifung: Unter dem Einfluß der weiblichen Geschlechtshormone reift das Eibläschen (➤Follikel) heran, wandert an die Oberfläche des Eierstockes, platzt und entläßt eine befruchtungsfähige Eizelle in den Eileiter. Dieser Vorgang wird auch ➤Eisprung genannt. Von dort wandert die Eizelle in Richtung Gebärmutter.

F

Follikulitis: die Entzündung eines ➤Haarbalgs (siehe ➤Follikel), meist durch Bakterien.

Folsäure: ➤Vitamin aus der Gruppe der B-Vitamine. Der menschliche Organismus benötigt Folsäure u. a. für die Bildung von Blutzellen im Knochenmark. Mangel wirkt sich zunächst auf die Blutbildung aus. In der Schwangerschaft ist der Bedarf an Folsäure erhöht. Mangel kann zu Entwicklungsstörungen des ungeborenen Lebens führen. Folsäure ist vor allem in grünen Blattgemüsen, Leber, Hefe und Milch enthalten. Muttermilch deckt den Bedarf des Säuglings an Folsäure.

Folsäureantagonisten: chemische Substanzen, die zur Therapie bösartiger Geschwulste eingesetzt werden.

Folsäuremangelanämie: ➤Mangel an Folsäure führt zu einer Form der Blutarmut (➤Anämie).

Fontanelle: angeborene Knochenlücke im kindlichen Schädel, bindegewebsartig überzogen. Jeder Säugling hat normalerweise sechs Fomtanellen, die sich in der Regel in den ersten zwei Lebensjahren knöchern schließen.

F

Foramen: Öffnung, Durchtrittsstelle. Z.B. Lücke im Wirbelknochen, durch die Nerven vom Rückenmark in den Körper abzweigen.

forensische Medizin: Gerichtsmedizin, z.B. zur Aufklärung der Todesursache.

Formalin: Gemisch von Formaldehyd (Desinfektionsmittel) mit Wasser. Formalin wird heute wegen Verdacht auf Krebserzeugung nicht mehr verwendet.

Formatio reticularis: Bereich des Gehirns.

Formuladiät: Nährstoffkonzentrat (als Pulver oder Flüssigkeit) in vorgeschriebener Zusammensetzung der Nahrungsbestandteile Fette, Kohlenhydrate, Eiweiße, Vitamine und Mineralstoffe. Die Formuladiät ist zur Gewichtsreduktion und alleinigen Ernährung geeignet. Allerdings findet keine Umstellung der Ernährungsgewohnheiten statt.

Fragilität: Brüchigkeit, Zerbrechlichkeit.

Info

Welches Schmerzmittel für wen?

Die Vielfalt der Schmerzmittel, die in der Apotheke angeboten werden, ist riesengroß. Die Anzahl der verwendeten Wirkstoffe ist dagegen schon wieder überschaubar klein. Allerdings eignet sich nicht jeder Wirkstoff für jeden: Acetylsalicylsäure und Ibuprofen richten sich vor allem gegen Schmerzen, die im Rahmen eines grippalen Infekts oder durch Entzündungsprozesse hervorgerufen werden. Menschen mit empfindlichem Magen oder einem Magen- oder Zwölffingerdarmgeschwür sollten jedoch lieber den Wirkstoff Paracetamol einnehmen. Bei dieser Substanz genau auf die Einnahmemenge achten!

Fragment: Bruchstück.

Fraktion: Teil einer ganzen Einheit.

Fraktur: Knochenbruch.

Frauenjahr: Die Sicherheit von Verhütungsmaßnahmen wird durch den ➤ Pearl-Index angegeben. Um ihn zu ermitteln, wird geprüft, wieviele unerwünschte Schwangerschaften in 100 Frauenjahren auftreten. 100 Frauenjahre ergeben sich, wenn 100 Frauen ein Jahr lang mit der jeweiligen Verhütungsmethode verhüten.

Frigidität: sogenannte Gefühlskälte der Frau; wissenschaftliche Definition schwierig.

frontal: stirnwärts, stirnseitig.

Fructus: lat. Frucht. Zahlreiche Früchte werden arzneilich als Tee oder Extrakt verwendet.

Fructus anisi: Anisfrüchte, als Magenmittel oder Schleimlöser.

Fructus carvi: Kümmel, als Magen- und Darmmittel.

Fructus juniperi: Wacholderbeeren, zur Unterstützung der Nierentätigkeit.

frühkindlich: die ersten Lebensjahre betreffend. Oft wird auch die Entwicklungsphase im Mutterleib miteinbezogen.

Fruktose/Fructose: Fruchtzucker, in begrenzten Mengen z. B. für Diabetiker geeignet.

Frustration: Enttäuschung, z. B. bei Kindern, die unter mangelnder Gefühlszuwendung leiden.

Frustrationstoleranz: Fähigkeit, die ➤ Frustration über gewisse Zeit schadlos oder auf gesellschaftlich akzeptierte Weise zu überstehen.

FSH: Follikelstimulierendes Hormon; es regt das Wachstum der ➤ Follikel im Eierstock an. Bei Männern bewirkt FSH die Entwicklung der Hodenkanälchen und die Reifung von Samenzellen.

FSME: Frühsommermeningoenzephalitis. Infektiöse, von Viren ausgelöste Hirnhautentzündung, die durch den Biß infizierter Zecken übertragen wird. Gefahr besteht vor allem in Süddeutschland, Österreich, Tschechei, Polen, Finnland, Schweden und Ex-Jugoslawien. Impfung möglich. Der beste Schutz: Vermeiden von Zeckenbissen. Nicht mit unbekleideter Haut ins Unterholz gehen.

Fuchsin: Farbstoff zur äußeren Anwendung auf der Haut.

fulminant: plötzlich auftretend.

Fumarsäure: eine ➤organische Säure, die als Salzbildner bei der Arzneistoffherstellung verwendet wird. Die Salze heißen Fumarate.

Fundus: Grund, Boden, z. B. Augenhintergrund.

Fungi: lat. Pilze, z. B. auf der Haut oder Schleimhaut; etwa Fußpilz, Nagelpilz, Scheidenpilz.

fungiform: pilzförmig.

Fungistase: Pilze werden in ihrem Wachstum und in ihrer Vermehrung gestoppt, sterben allerdings nicht ab.

Fungistatika: Antipilzmittel (➤Antimykotika), die ➤Fungistase bewirken.

fungistatisch: bewirkt ➤Fungistase.

fungizid: bewirkt Absterben der Pilze.

Fungizide: Antipilzmittel, die Pilze abtöten.

funktionelle Störung: körperliche Beschwerden, die objektiv vorhanden sind, obwohl sich keine organischen Ursachen finden lassen. Oft liegen seelische Gründe vor.

Furunkel: ➤akute eitrige Entzündung eines ➤Haarbalges und der dazugehörigen ➤Talgdrüse.

Furunkulose: Auftreten zahlreicher Furunkel an verschiedenen Körperteilen.

Fußpilz: ein Hautpilz, der vor allem die Haut zwischen den Zehen befällt. Die Haut ist gerötet, juckt, näßt und kann später schmerzhaft einreißen. Das Risiko einer Ansteckung steigt, wenn die Haut durch Wasser, Seife oder Schweiß aufgequollen ist. Vorbeugung: Nach dem Baden und Duschen Zehenzwischenräume gründlich abtrocknen. Sauna, fremde Badezimmer, fremde Holz- und Teppichböden nur mit Badeschlappen oder Schuhen betreten. Fußschweiß durch Socken und Schuhe aus Naturmaterialien vermeiden. Gegen eine Fußpilz-Infektion helfen spezielle Pilzmittel aus der Apotheke. Empfohlene Anwendungsdauer einhalten.

G

Galaktorrhö: Milchfluß, Milchabsonderung der weiblichen Brust, obwohl kein Kind zu stillen ist.

Galaktose: einfacher Zucker, der im Körper vorkommt.

Galaktosetoleranztest: Testverfahren, mit dem die Funktionsfähigkeit der Leber überprüft wird. Tritt ein paar Stunden nach dem Trinken von 40 g aufgelöster Galaktose zu viel Galaktose im Harn auf, liegt eine Funktionsstörung der Leber vor.

Galaktosurie: Auftreten von Galaktose im Urin, beispielsweise bei Magen- und Darmerkrankungen von Säuglingen.

Galenik: Wissenschaft von der Zubereitung von Arzneimitteln aus verschiedenen Wirkstoffen und Hilfsstoffen. Durch die Galenik wird aus dem reinen Arzneistoff (Wirksubstanz) ein geformtes ➤Arzneimittel, z. B. eine Tablette, eine Kapsel, ein Dragee. Die Galenik entscheidet mit über die Wirksamkeit eines Arzneimittels.

Galle: grünbraune, flüssige Ausscheidung der Leber, die in der ➤Gallenblase gesammelt wird. Nach einer Mahlzeit wird die Galle in den Zwölffingerdarm ausgeschüttet. Dort wird sie zur Fettverdauung benötigt. Außerdem enthält Galle einige Abfallstoffe, die der Körper auf diese Weise ausscheidet.

Gallenblase: dünnwandiger, birnenförmiger Schleimhautsack, der als Sammelbehälter für die ➤ Galle dient. Fassungsvermögen ca. 50 ml.

Gallenblasenkarzinom: Gallenblasenkrebs. Kommt bei Frauen häufiger vor als beim Mann.

Gallenblasenruptur: Zerreißen der Gallenblase.

Gallenfarbstoffe: Abbauprodukte des roten Blutfarbstoffs ➤ Hämoglobin aus untergegangenen ➤ Erythrozyten. Es gibt verschiedene Gallenfarbstoffe, z. B. Bilirubin. Der größte Teil der Gallenfarbstoffe wird mit dem Kot ausgeschieden.

Gallengrieß: kleine ➤ Gallensteine, die wie Grieß aussehen.

Gallenkolik: plötzlich auftretende, krampfartige Schmerzen im rechten Oberbauch. Eine Gallenkolik tritt meist nachts auf. Ursache: Dehnung und/oder Verkrampfung der Gallenblase. Auf diese Weise versucht die Gallenblase oft, in ihr lagernde Steine loszuwerden.

Gallensäuren: für die Fettverdauung wichtige Bestandteile der ➤ Galle. Sie werden in den Leberzellen aus Cholesterin gebildet, das mit der Nahrung aufgenommen wurde.

Gallensteine: entstehen am häufigsten in der ➤ Gallenblase. Meist bestehen sie aus Cholesterin, Kalziumverbindungen und/oder Gallenfarbstoffen. Gallensteine verursachen oft Beschwerden (siehe ➤ Cholelithiasis). Mögliche Ursachen für das Entstehen von Gallensteinen: zu viel Cholesterin und zu wenig Fettlöser in der Galle. Frauen sind davon häufiger betroffen als Männer. Risikofaktoren: Übergewicht, Geburt mehrerer Kinder, Antibabypille, höheres Alter.

Gammaglobuline: Eiweißfraktion des Blutes (➤ Blutserum), die vor allem ➤ Antikörper enthält. Gammaglobuline sind ➤ Immunglobuline, die der Organismus bildet, um eine bestimmte Krankheit abzuwehren. Gammaglobuline werden auch zur passiven ➤ Impfung benutzt: Aus dem Blut eines Spenders, der die entsprechende Krankheit bereits überstanden hat und immer noch über die entsprechenden

Antikörper verfügt, werden die Gammaglobuline isoliert und dem Patienten gespritzt. Die fremden Gammaglobuline unterstützen das eigene ➤Immunsystem. Die Wirkung hält allerdings nur ein paar Wochen vor.

Gamma-GT: Gamma-Glutamyltransferase; Enzym, das zur Erkennung von Leber- und Leber-Galle-Erkrankungen herangezogen wird.

Gangrän: Geschwür, Brand. Absterben von Gewebe, z. B. durch andere Grundkrankheiten. Beispiel diabetische Gangrän: geschwüriges Absterben von Gewebe an den Zehen oder Füßen aufgrund mangelnder Durchblutung.

Gärung: Abbau von Kohlenhydraten durch Kleinstlebewesen, meist unter Ausschluß von Sauerstoff. Einige Gärungen verlaufen auch in Gegenwart von Sauerstoff. Es wird Energie gewonnen. Die verschiedenen Gärungen werden nach ihrem Endprodukt bezeichnet: Bei der Alkoholgärung wird aus Zucker Alkohol gewonnen, bei der Milchsäuregärung aus Milchzucker die Milchsäure.

Gärungsdyspepsie: Störung der Kohlenhydratverdauung. Beschwerden: Durchfall, Blähungen, Erbrechen besonders nach Verzehr von rohem Obst oder Saft (siehe ➤Dyspepsie).

Gastrektomie: Herausschneiden des ganzen Magens, z. B. bei ausgedehnter Magenkrebserkrankung

Gastrin: ein Gewebehormon, das die Salzsäureproduktion der Magenschleimhaut reguliert.

Gastritis: Magenschleimhautentzündung. Sie kann verschiedene Ursachen haben. Meist wird sie durch Bakterien (Helicobacter pylori) verursacht. In solchen Fällen läßt sich eine Gastritis mit ➤Antibiotika heilen.

Gastroenterologie: Lehre von Magen, Darm und Speiseröhre sowie der dazugehörigen Diagnostik und ➤Therapie.

gastrointestinal: Magen und Darm betreffend.

Gastrointestinaltrakt (GI-Trakt): Magen-Darm-Bereich.

Gastroskop: Instrument zur Untersuchung des Magens (siehe auch ➤Endoskop).

Gastroskopie: Magenspiegelung, Betrachtung des Mageninneren mit einem ➤Gastroskop, z.B. zum Entdecken eines Magengeschwürs, zur Gewebsentnahme oder zur Kontrolle der Heilungsprozesses.

G

Gelatine: farblose, schwach charakteristisch riechende Substanz, die aus dem Bindegewebe von Tieren (Haut, Knochen, Sehnen) gewonnen wird. Gelatine enthält ➤kollagenes Eiweiß und ➤Aminosäuren. Wegen ihrer gelierenden Eigenschaften wird sie beim Kochen eingesetzt. Arzneilich wird nicht gelierende Gelatine als Hilfsstoff bei der Arzneimittelherstellung verwendet. Außerdem dient sie direkt als Lieferant von lebenswichtigen Aminosäuren für Knochen, Bänder und Gelenke.

Gelenkdistorsion: Dehnung, Zerrung der Gelenkbänder und der ➤Gelenkkapsel. Das betroffene Gelenk muß ruhiggestellt werden, sonst drohen Spätschäden.

Gelenkempyem: eitrige Flüssigkeitsansammlung in der Gelenkhöhle (siehe ➤Gelenkerguß).

Gelenkentzündung: üblicherweise bei ➤Arthritis oder schubweise bei ➤Arthrose vorkommende schmerzhafte Entzündung der Innenhaut der Gelenkkapsel.

Gelenkerguß: übermäßige Flüssigkeitsansammlung (➤Exsudat) im Inneren des Gelenks. Die Flüssigkeit stammt von der Gelenkinnenhaut, die bei Reizung oder Entzündung mehr Flüssigkeit als normal absondert. Ein Gelenkerguß geht mit Schwellung, Schmerzen, Berührungsempfindlichkeit und Bewegungseinschränkung einher.

Gelenkkapsel: stabile Kapsel, die das gesamte Gelenk umschließt. Die Innenhaut der Gelenkkapsel produziert die Gelenkschmiere.

Gelenkkontusion: Gelenkverletzung allgemein.

Gelenkrheumatismus: siehe ➤Polyarthritis, ➤Rheumatismus, ➤Rheumatisches Fieber.

Generika: Fertigarzneimittel, die häufig unter dem chemischen Namen des Arzneistoffes in den Handel kommen; Beispiel: ASS für Acetylsalicylsäuretabletten als Generikum zu Aspirin. In der Regel sind Generika preiswerter.

Genese: Herkunft, Ursache.

Genesung: Gesundung.

Genetik: Erblehre.

genetisch: erblich bedingt.

genetische Krankheiten: ererbte Krankheiten, z. B. angeborene Stoffwechselkrankheiten.

Genitalien: Geschlechtsorgane.

Genitalmykosen: Pilzerkrankungen der Geschlechtsorgane. Der Partner muß in die Behandlung miteinbezogen werden.

Gentianaviolett: Farbstoff, der 1%ig äußerlich zur Hautdesinfektion angewendet wird.

genuin: ursprünglich, angeboren.

Info

Einnahmetip:
Wasser besser als Milch

- Nehmen Sie Tabletten, Dragees und Kapseln im Stehen oder Sitzen ein. Bettlägerige sollten sich also aufrichten.
- Spülen Sie mit Flüssigkeit nach, damit es »besser rutscht«. 100 bis 200 ml sollten es mindestens sein. So kann sich das Medikament besser auflösen.
- Nehmen Sie Arzneimittel auf keinen Fall mit Alkohol und möglichst nicht mit Kaffee, Tee oder Milch ein, denn mit diesen Getränken kann es zu Wechselwirkungen kommen. Lesen Sie dazu die Packungsbeilage. Am besten eignet sich Mineral- oder Leitungswasser.

Gerbstoffe: Stoffe, die die Eigenschaft besitzen, Haut zu Leder zu gerben. Medizinisch werden Gerbstoffe als Mittel gegen Durchfall eingesetzt, äußerlich (z. B. Eichenrindenbäder) bei Hauterkrankungen.

Geriatrie: Lehre von den Krankheiten des alten Menschen.

G

G

Gerinnung: siehe ➤Blutgerinnung.

Gerontologie/Geratologie: Altersforschung, Lehre vom Altern. Die Gerontologie umfaßt das gesamte Gebiet des Alterns, auch die nicht krankhaften Prozesse.

Gerontopsychiatrie: ➤Psychiatrie des Alters.

Geruchskorrigenzien: zugesetzte Stoffe zur Geruchs- und Geschmacksverbesserung.

Gestagene: Gruppe natürlicher und synthetischer Hormone, zu denen auch das weibliche Geschlechtshormon Progesteron zählt. Progesteron ist das sogenannte Gelbkörperhormon, das zusammen mit ➤Östrogen schwangerschaftserhaltende Wirkung hat und beispielsweise den ➤Zyklus der Frau auslöst.

Gestosen: früher: Sammelbezeichnung für alle Krankheiten bzw. Störungen, die durch eine Schwangerschaft ausgelöst werden. Heutzutage: schwangerschaftsabhängiger Bluthochdruck.

Gewebe: Verband gleichartig entwickelter Zellen, die eine gemeinsame Aufgabe erfüllen, etwa ➤Bindegewebe, ➤Muskeln, ➤Knochen.

Gewebehormone: ➤Hormone, die nicht in ➤Drüsen, sondern in besonderen Zellen oder Geweben gebildet werden, etwa in der Magen- oder Darmwand, z. B. ➤Gastrin, ➤Prostaglandine.

Gicht: Stoffwechselerkrankung, die zu einem erhöhten Harnsäuregehalt im Blut führt. Gicht ist meist erblich und tritt vor allem bei Männern im mittleren Lebensalter auf. Frauen sind seltener betroffen. Bei der Gicht ist der Purinstoffwechsel gestört. Wenn die Konzentration des Abbauprodukts von Purin – dabei handelt es sich um Harnsäure – im Blut steigt, kristallisiert diese Harnsäure aus und lagert sich in den Gelenken ab. Jahrelang kann Gicht ohne Schmerzen verlaufen. Bei einem Gichtanfall hat sich ein Gelenk – meist ist zuerst das Großzehengrundgelenk betroffen – schmerzhaft entzündet. Bei Fortbestehen der Erkrankung wiederholen sich die Anfälle, und es drohen chronische Gelenkschäden. Häufige Auslöser eines Gichtanfalls: eiweißreiches und üppiges Essen, örtliche Abkühlung, große Anstrengung, übermäßiger Alkoholgenuß. Arzneien können die Beschwerden lindern. Zusätzlich purinreiche Lebensmittel, z. B. Innereien, Hülsenfrüchte, meiden.

Gigantismus: nicht normaler Riesenwuchs.

Gingiva: Zahnfleisch.

Gingivitis: Zahnfleischentzündung.

Glandula: Drüse.

Glans: lat. »Eichel«, aus Schwellkörpergewebe gebildetes verdicktes Ende von ➤ Penis und ➤ Klitoris.

Glaskörper: Teil des Augapfels. Der Glaskörper ist ein durchsichtiges, gallertartiges, weiches Gebilde im hinteren Teil des Auges zwischen Linse und Netzhaut. Er besteht zum größten Teil aus Wasser.

Glaukom: grüner Star. Sammelbezeichnung für Erkrankungen des Auges, die mit zeitweilig oder dauerhaft erhöhtem Augeninnendruck einhergehen. Ist der Druck so hoch, daß er die Blutgefäße einquetscht, die den Sehnerv ernähren, leidet der Sehnerv: Die Sehkraft nimmt ab, das Gesichtsfeld verändert sich. Das Glaukom ist eine der wichtigsten und am häufigsten anzutreffenden Augenerkrankungen bei Menschen über 60 Jahre. Medikamentöse Behandlung möglich, in schweren Fällen auch Operation.

Gletscherbrand: Entzündung der Haut und besonders der Bindehaut der Augen durch starke ultraviolette Strahlung, z. B. im Hochgebirge.

Globuline: Hauptgruppe von Eiweißen, die bei Mensch, Tieren und Pflanzen vorkommen.

Globus-Gefühl: Gefühl, als ob im Rachen eine Kugel feststeckt; Schluckzwang, Engegefühl.

Glomerulonephritis: Sammelbegriff für verschiedene Nierenerkrankungen, die mit ➤ Entzündung verlaufen, obwohl sie meist nicht durch ➤ Bakterien ausgelöst werden. Oft bildet das eigene Immunsystem Verbindungen, die die Nieren angreifen; oft Ursache eines späteren Nierenversagens.

Glomerulus: Filtrationseinheit in der Niere. Jede Niere besitzt etwa eine Million solcher Einheiten (Glomeruli).

G

Glomerulusfiltrat: Die Nieren filtern Blut und geben täglich etwa 190 Liter Flüssigkeit, auch Primärharn genannt, in spezielle Sammelrohre. Diese Flüssigkeit ist das Glomerulusfiltrat. 99 Prozent davon gewinnt der Körper wieder zurück, so daß die tatsächlich ausgeschiedene Harnmenge ein bis zwei Liter pro Tag beträgt.

Glossa: Zunge.

Glossalgie: Zungenbrennen, Zungenschmerz.

Glossitis: Zungenentzündung.

Glottis: Stimmapparat, besteht aus Stimmbändern und dazwischenliegender Stimmritze.

Glottisödem: akutes Anschwellen im Bereich von Rachen und Kehlkopf mit Erstickungsgefahr, z. B. nach Insektenstichen, bei ➤Pseudo-Krupp des Kindes.

Glukagon: blutzuckersteigernde Substanz (➤Gewebehormon).

Glukokortikoide: Von allen bekannten Substanzen wirken Glukokortikoide am stärksten entzündungshemmend. Der Körper produziert sie selbst, allerdings werden sie auch künstlich hergestellt und als Arzneistoffe verwendet. Verschiedene Einzelstoffe gehören in diese Gruppe.

Glukoneogenese: wörtlich »Glukoseneubildung«, Bildung von Glukose im Körper aus anderen Stoffen, z. B. aus Fetten.

Glukonsäure: wichtiges Zwischenprodukt im Stoffwechsel. Im Organismus entsteht Glukonsäure aus Glukose durch ➤Oxidation.

Glukose: Traubenzucker, Dextrose, Blutzucker. Hauptenergielieferant des Organismus. Glukose wird entweder direkt aus der Nahrung aufgenommen oder aus Stärke im Körper gewonnen.

Glukose wird mit dem Blut zu den einzelnen Körperzellen transportiert, wo die Energiegewinnung stattfindet. Die Konzentration des Glukosespiegels im Blut (Blutzucker) wird vor allem durch ➤Insulin reguliert. Die Medizin verwendet Glukose bei der künstlichen ➤Ernährung.

Glukosetoleranztest: siehe ➤Blutzuckerbelastungsprobe.

Glukosurie: die Ausscheidung von Zucker mit dem Harn bei ➤Diabetes.

Glukuronsäure: Säure im Körper, die bei der Entgiftung bzw. Ausscheidung verschiedener Stoffe über die Niere/Galle eine wichtige Rolle spielt. Glukuronsäure wird aus Glukose gebildet.

Glutaminsäure: Substanz, die in Gehirn, Herz und Leber vorkommt. Glutaminsäure wird zur Leistungssteigerung eingesetzt. In Fertiggerichten und in der chinesichen Küche findet das ➤Salz der Glutaminsäure oft als Geschmacksverstärker Verwendung. Doch manche Menschen reagieren auf diesen Nahrungszusatz: Die Beschwerden sind als »China-Restaurant-Syndrom« bekannt.

Glutathion: Eiweißstoff, dessen Funktion noch nicht endgültig geklärt ist.

Gluten: Klebereiweiß des Getreides, auf das die Backfähigkeit eines Mehles zurückzuführen ist. Manche Menschen reagieren allergisch auf Gluten. Bekannt ist diese Krankheit bei Kindern als ➤Zöliakie und bei Erwachsenen als Sprue.

Glyceride: Verbindung zwischen Glycerin und Fettsäuren.

Glycerin: einfacher Alkohol, farblos, süßlicher Geschmack, zieht Wasser an und bindet es. Bestandteil zahlreicher Stoffe im Organismus. Verwendung in Hautpflegeprodukten, in Zäpfchen oder Einläufen als Abführmittel.

Glycin: ➤Aminosäure.

Glykämie: erhöhter Zuckergehalt des Blutes (➤Diabetes mellitus).

Glykogen: tierische Stärke, die aus ➤Glukoseeinheiten aufgebaut ist. Energiespeicher, der seine Energie viel schneller als die Fettreserven zur Verfügung stellt. Der menschliche Organismus speichert Glykogen hauptsächlich in den Muskeln und in der Leber.

Glykoside: Pflanzeninhaltsstoffe, die einen Zuckerrest tragen, z. B. ➤Digitalisglykoside.

Glyoxalsäure: saurer Stoff, der in unreifen Früchten vorkommt.

Gonaden: Geschlechtsdrüsen, Keimdrüsen wie Eierstock und Hoden.

Gonarthritis: ➤akute Kniegelenkentzündung.

Gonarthrose: ➤chronisch ➤degenerative Kniegelenkentzündung.

Gonokokken: Bakterienart, Erreger der Geschlechtskrankheit ➤Gonorrhö.

Gonorrhö: Tripper. Geschlechtskrankheit, die vor allem durch Sexualkontakte übertragen wird. Unbehandelt kann sich Gonorrhö auch auf andere Organe ausbreiten. Gonorrhö spricht auf die Behandlung mit ➤Antibiotika gut an.

Info

Pille oder Zäpfchen?

Nur auf den ersten Blick erscheinen die vielfältigen Darreichungsformen verwirrend. Die Vielfalt hat ihre Gründe:

- Tablette, die wohl häufigste Zubereitung.
- Dragee, eine Tablette mit einem Überzug meist aus Zucker. Das erleichtert das Schlucken und erspart einen bitteren Geschmack.
- Kapsel, eine meist aus Gelatine hergestellte Hülle, die sich im Magen-Darm-Trakt auflöst und dort die eingeschlossenen Arzneistoffe freisetzt.
- Brausetablette oder Zerbeißkapsel, beide erleichtern die Einnahme bei Schluckbeschwerden.
- Saft, angenehm für Kinder.
- Zäpfchen, gut geeignet für Säuglinge, die feste Gegenstände noch nicht kontrolliert schlucken können.
- Flüssige Darreichungsform, besonders geeignet für Kinder.

grampositv, gramnegativ: Merkmal zur Erkennung, Unterscheidung und Einteilung von ➤Bakterien. Das Verfahren und der Name gehen auf den dänischen Arzt Hans Gram (1853–1938) zurück. Er entwickelte eine Methode, Bakterien anzufärben. Je nach Färbung oder Nichtfärbung werden die Bakterien in grampositv oder gramnegativ unterteilt. Diese Unterscheidung ist wichtig, wenn der Arzt für die Behandlung das passende ➤Antibiotikum auswählen will.

Grand mal: ➤Epilepsieanfälle.

Granulat: körnige Beschaffenheit von Arzneistoffpulvern, die mit Hilfsstoffen zu größeren Teilchen verarbeitet wurden.

Granulationsgewebe: charakteristisches junges, gefäßreiches ➤Bindegewebe, das bei der Wundheilung gebildet wird. Granulationsgewebe wandelt sich später in Narbengewebe um.

Granulom: geschwulstähnliche Neubildung aus ➤Granulationsgewebe. Verschiedene Arten und unterschiedliche Orte sind möglich.

Granulozyten: weiße Blutzellen, die der Immunabwehr dienen. Sie zählen zu den zellulären Blutbestandteilen.

Granulozytopenie: Mangel an ➤Granulozyten im Blut.

Gravidität: Schwangerschaft.

grippaler Infekt: medizinisch nicht exakter Sammelbegriff für fieberhafte Erkältungskrankheiten, meist durch Viren ausgelöst. Keine Impfung möglich. Der grippale Infekt muß von einer echten Grippe (➤Influenza), die sehr viel schwerer verläuft, unterschieden werden.

Grippe: Influenza, echte Grippe; Virus-Erkrankung, die durch Tröpfcheninfektion übertragen wird. Eine Grippe tritt in ➤Epidemien auf, der Krankheitsverlauf ist oft recht schwer. Impfschutz möglich und für Kranke, ältere Menschen und z. B. Diabetiker empfehlenswert.

Grundumsatz: Energie, die zur Erhaltung der Körperfunktionen in Ruhe notwendig ist. Ein 70 kg schwerer Mann hat einen Grundumsatz von

7100 kJ pro Tag, Frauen setzen etwas weniger um.

Gummi arabicum: gehärteter Saft bestimmter Akazien, ergibt in Wasser gelöst »Gummischleim«. Gummi arabicum wird als Hilfsstoff zur Arzneibereitung und als Dickungsmittel z. B. von Lutsch- und Halspastillen verwendet.

Gynäkologie: Frauenheilkunde.

Gynäkomastie: unerwünschte Vergrößerung der Brust beim Mann.

H

H2-Rezeptorenblocker: Arzneistoffe gegen Magenübersäuerung, Magen- und Zwölffingerdarmgeschwüre. Auch H2-Rezeptor-Antagonisten genannt.

Haarbalg: Bindegewebshülle, die die in der Haut liegende Haarwurzel umhüllt.

Haarfollikel: siehe ➤ Haarbalg.

habituell: gewohnheitsmäßig. Z.B. Beschwerden, die immer wieder auftreten.

Habitus: äußeres Erscheinungsbild, Beschaffenheit.

Haemophilus: Gattung stäbchenförmiger ➤ gramnegativer ➤ Bakterien.

Halluzination: Sinnestäuschung, z. B. Wahrnehmung nicht vorhandener Dinge oder Stimmen.

Halluzinogene: Substanzen, die Sinnestäuschungen auslösen, z. B. LSD.

Halogenkohlenwasserstoffe: Kohlenwasserstoffverbindungen mit Chlor, Brom, Jod, Fluor. Medizinisch verwendet als Narkosemittel. Bisher auch eingesetzt als Treibgas für ➤ Aerosole. Halogenkohlenwasserstoffe sind jedoch schädlich für die Ozonschicht und sollten ersetzt werden.

Hämangiom: Blutschwamm, gutartige Wucherung von Blutgefäßen. Ein Hämangiom ist meist von Geburt an vorhanden oder entwickelt sich in den ersten Lebensmonaten.

Hämatokrit: Anteil der ➤zellulären Bestandteile des Blutes am Gesamtblut in Prozent. Der Hämatokrit-Wert gibt Aufschluß darüber, wieviele rote Blutkörperchen das Blut enthält.

Hämatom: Bluterguß in weichem Gewebe.

Hämatopoese: Blutbildung.

Hämoccult: Test, mit dem sich verstecktes Blut im Stuhl nachweisen läßt.

Hämodialyse: Blutwäsche mit einer künstlichen Niere (➤Dialyse).

Hämodilution: Blutverdünnung, eingesetzt z. B. in der Therapie von Hörsturz oder zur Vorbeugung von ➤Thrombosen.

Hämodynamik: Beschreibung des Strömungsverhaltens und der Blutdruckverhältnisse im Körper.

Hämoglobin: roter Blutfarbstoff, eisenhaltig, in den roten Blutkörperchen enthalten. Hämoglobin transportiert Sauerstoff und Kohlendioxid (siehe auch ➤Erythrozyten).

Hämolyse: Abbau der roten Blutkörperchen, Freisetzen des Hämoglobins. Eine Hämolyse ist normal, wenn die Erythrozyten vier Monate alt sind.

hämolytisch: die Hämolyse bewirkende Stoffe. Sie bewirken den künstlichen Abbau der roten Blutkörperchen, z. B. im Labor zur Bestimmung des Hämoglobinwertes.

hämolytische Anämien: ➤Anämien, die durch beschleunigten Abbau der ➤Erythrozyten bedingt sind.

Hämophilie: Bluterkrankheit, Störung der Gerinnungsfähigkeit des Blutes. Die Hämophilie ist eine Erbkrankheit, die vor allem bei Jungen und Männern auftritt. Frauen können sie vererben.

hämorrhagische Diathese: Neigung zu Blutungen, Begleiterscheinung mancher Krankheiten.

Hämorrhoiden: krampfaderartige, knötchenförmige Erweiterungen der Venen, die die Schleimhaut des Analkanals durchziehen. Äußere Hämorrhoiden liegen in der Nähe der Afteröffnung, innere Hämorrhoiden weiter oben. Beschwerden: Blut im Stuhl oder am Toilettenpapier, Juckreiz am ➤After, Schmerzen, Brennen. Mögliche Ursachen: Bindegewebsschwäche, Schwangerschaft, verhärteter Stuhl. Abklärung durch den Arzt notwendig.

Hämosiderin: Eisen-Eiweiß-Verbindung; Speicherform für Eisen im Körper.

Hämostase: 1. Stillstand oder Verlangsamung des Blutflusses in den Gefäßen, vor allem in den ➤Venen. 2. Blutstillung.

Hämostyptika: blutstillende Mittel.

Hang-over: anhaltende Wirkung eines Arzneimittels über die erwünschte Wirkdauer hinaus, z.B. die noch beruhigende oder müde machende Wirkung eines Schlafmittels am nächsten Tag.

Harnantiseptika: Stoffe, die eingenommen oder örtlich angewandt die Harnwege desinfizieren (siehe auch ➤Antiseptika, ➤Desinfektionsmittel).

Harninkontinenz: Unbeabsichtigter Harnabgang. Unvermögen, den Harn zurückzuhalten und die Blase ausschließlich willentlich zu entleeren. Harninkontinenz kommt bei Frauen häufiger vor als bei Männern, vor allem ältere Menschen sind betroffen. Verschiedene Formen von Harninkontinez sind möglich. Streß- oder Belastungsinkontinenz: Beim Husten, Lachen oder Heben gehen kleinere Mengen Harn ab. Dranginkontinenz: Die Blase zieht sich unkontrolliert zusammen, daraufhin entleert sie sich vollständig. Spielen schwache Beckenbodenmuskeln eine Rolle, so sollten sie mit einer speziellen Gymnastik gekräftigt werden. Für Patienten, die weiterhin inkontinent bleiben, gibt es spezielle Einlagen, die den Harn auffangen. Die Teilnahme am gesellschaftlichen Leben bleibt damit weiter möglich.

Harnretention: Restharn, zurückgehaltener Harn, unvollständige Entleerung.

Harnsäure: Endprodukt bestimmter Stoffwechselvorgänge beim Menschen. Harnsäure befindet sich normalerweise in niedriger Konzentration im Blut, erhöhte Werte siehe ➤ Gicht.

Harnsediment: feste, sich absetzende Bestandteile des Harns (Bodensatz).

Harnstoff: wasserlösliches Endprodukt des Eiweißstoffwechsels beim Menschen; wird in der Leber gebildet und mit dem Harn ausgeschieden.

harntreibende Mittel: siehe ➤ Diuretika.

Harnwegsinfektionen: entzündliche Erkrankungen der ableitenden Harnwege, meist durch Bakterien ausgelöst. Frauen sind häufiger betroffen als Männer. Beschwerden: häufiger Harndrang, Brennen beim Wasserlassen. Vorbeugung: Toilettenhygiene, ausreichende Flüssigkeitszufuhr zur Durchspülung, regelmäßige Blasenentleerung.

Hemikranie: halbseitiger Kopfschmerz, Migräne.

Hemiparese: leichte Halbseitenlähmung.

Hemiplegie: Halbseitenlähmung.

Heparin: ein gerinnungshemmender Stoff. Die Medizin setzt Heparin ein, um unerwünschte Blutgerinnsel zu verhindern. Deshalb wird Heparin bei drohender ➤ Thrombose- oder ➤ Emboliebildung gespritzt.

Heparinoide: Stoffe mit heparinähnlicher, also gerinnungshemmender Wirkung. Sie werden z. B. in Salben zur Behandlung von Sportverletzungen eingesetzt.

Hepatitis: Leberentzündung, bei der Leberzellen Schaden nehmen oder absterben. Auffälligstes Zeichen einer akuten Hepatitis ist die Gelbsucht. Verschiedene Ursachen möglich, z. B. Mißbrauch von Alkohol oder Tabletten, Vergiftungen. Aber auch Viren lösen Hepatitis aus. Je nach Art des Virus unterscheidet man verschiedene Formen. Hepatitis A: infektiöse Hepatitis. Das Virus wird durch mit infizierten Fäkalien verunreinigte Speisen und Trinkwasser übertragen. Hygiene und der ausschließliche Verzehr von gekochten Speisen bzw. abgekochtem Wasser reduziert die Gefahr. Impfung möglich und vor Reisen in Länder der Dritten Welt empfehlenswert. Hepatitis B: Hauptübertragungsweg sind sexuelle Kontakte mit infizierten Personen und bei Drogensüchtigen der gemeinsame Gebrauch von Spritzen. Impfung wird besonders gefährdeten Personen empfohlen. Weitere Formen der Virus- Hepatitis sind bekannt.

hepatogen: von der Leber ausgehend, in der Leber gebildet.

hepatotoxisch: Stoffe, die die Leber schädigen.

Herba: lat. Blätter, Kraut. Einige werden als Tee oder Extrakt medizinisch verwendet, z. B. Herba Millefolii (Tausendgüldenkraut) als Magen-Darm-Mittel.

hereditär: veralteter Ausdruck für erblich.

Hernie: Bruch; Vortreten von Eingeweide, einem Organ oder Organteilen aus der normalen Körperhöhle. Z.B. Vorfallen aus der Bauchhöhle, wenn die Bauchdecke nicht ganz geschlossen ist, Schwachstellen aufweist oder bricht. Eine Hernie muß operiert werden.

Herpes simplex: Weit verbreitete Virusinfektion. Die Erreger sind Herpes-Viren. Die Krankheit zeigt sich in flüssigkeitsgefüllten Bläschen, manchmal verbunden mit starken Schmerzen. Herpes simplex ist sehr ansteckend: Unbedingt den Kontakt mit der Flüssigkeit vermeiden! Es gibt zwei Virusarten: Man unterscheidet zwischen Haut- und Mundschleimhauterregern und solchen, die die Geschlechtsorgane befallen.

Herpes zoster: Gürtelrose, siehe ➤Zoster.

Herzdilatation: erweiterte Herzkammern, Herzvergrößerung. Eine Herzdilatation kann krankhaft oder auch eine normale Anpassung sein, z. B. das vergrößerte Herz eines Leistungssportlers.

Herzfehler: Oberbegriff für angeborene Fehlbildungen des Herzens und angeborene oder später auftretende Herzklappenfehler.

Herzfrequenz: Anzahl der Herzschläge pro Minute. Die Herzfrequenz ist spürbar als Pulsschlag. Beim Sport ist die Herzfrequenz Meßgröße für das Ausmaß der Anstrengung. Mit Hilfe der Pulsmessung kann jeder seine sportliche Leistung so dosieren, daß er im gesunden Bereich trainiert.

Herzglykoside: siehe ➤ Glykoside und ➤ Digitalis.

Herzhypertrophie: Herzvergrößerung durch Verdickung der Herzmuskelfasern.

Herzinfarkt: plötzliches Absterben von Teilen des Herzmuskels. In der Regel geht dem Herzinfarkt eine Verengung der das Herz versorgenden Blutgefäße voraus mit der Folge, daß ganze Bereiche des Herzens nicht mehr oder nicht mehr ausreichend durchblutet und mit Sauerstoff versorgt werden. Diese Bereiche sterben ab. Anzeichen eines Herzinfarkts sind u. a.: Schmerzen in der Brust, die sich bis in die Arme ausbreiten können, kalter Schweiß, Herzrasen, Todesangst. Sofort den Notarzt rufen! Die Behandlung muß sofort beginnen! Mögliche Ursachen: starkes Übergewicht, Bluthochdruck, erhöhte Cholesterinwerte, Bewegungsmangel. Höheres Alter vergrößert das Risiko.

Herzinsuffizienz: Unvermögen des Herzmuskels, ausreichend Blut in Lunge und Kreislauf zu pumpen. Damit sinkt die Sauerstoffversorgung des Organismus. Die Beschwerden hängen davon ab, welche Seite des Herzens betroffen ist. Eine Herzinsuffizienz kann sich bei erhöhten Anforderungen während körperlicher Belastung oder schon in Ruhe bemerkbar machen. Vom Arzt abklären lassen, da andere Grunderkrankungen des Herzens ausgeschlossen werden müssen! Oft werden harntreibende Mittel (➤ Diuretika) verordnet. Sie verringern die Blutmenge und erleichtern dem Herzmuskel die Arbeit.

Herzkranzgefäße: siehe ➤ Koronararterien.

Herzminutenvolumen: Blutmenge, die das Herz in einer Minute pumpt.

Beim Erwachsenen beträgt das Herzminutenvolumen 3 bis 5 Liter. Gut trainierte Sportler bringen es sogar auf bis zu 30 Liter pro Minute.

Hesperidin: gehört zu den ➤Flavonoiden und wirkt gefäßabdichtend.

heterogen: von verschiedenartiger Beschaffenheit oder Herkunft.

H

Heufieber/Heuschnupfen: ➤allergische Erkrankung gegen ➤Pollen, saisonaler allergischer Schnupfen. Beschwerden: Niesen, Jucken, Schnupfen, Fieber und allgemeine Störungen. Aus einem nicht behandelten Heuschnupfen kann sich mit der Zeit ➤Asthma entwickeln. Behandlungsmöglichkeiten: Antihistamine, ➤Hyposensibilisierung, Cromoglicinsäure, in schweren Fällen Kortison.

Hirsutismus: männlicher Behaarungstyp bei Frauen. Ursachen: vermehrte Bildung männlicher Geschlechtshormone oder Mangel an weiblichen Geschlechtshormonen.

Hirudo medicinalis: Blutegel. Ein blutsaugender Parasit, der medizinisch z.B. zum Schröpfen angewandt wird. Sein Speichel enthält Hirudin, das die Blutgerinnung seines Opfers verhindert. Dieses Hirudin wird auch als Wirkstoff in äußerlich anzuwendender Creme/Salbe z.B. bei Blutergüssen verwendet.

Histamin: körpereigene Substanz, die bei Entzündungen und ➤Allergien eine Rolle spielt.

Histologie: Lehre von den Geweben des Körpers.

homogen: gleichförmig, gleichartig.

Homöopathie: von *Samuel Hahnemann* begründete Lehre, die sich von der »Schulmedizin« unterscheidet (siehe auch ➤Allopathie). Die Homöopathie behandelt Krankheiten mit den Mitteln, die bei Gesunden in höheren Konzentrationen ähnliche Erscheinungen hervorrufen. Bespiel: Eine Substanz, die beim Gesunden Fieber hervorruft, wird in der Homöopathie zur Bekämpfung von Fieber eingesetzt. Leitspruch der Homöopathie: **Ähnliches mit Ähnlichem behandeln**. Die Homöopathie will den Or-

Info

Tips für die Einnahme homöopathischer Mittel

■ Behalten Sie das Medikament möglichst lange im Mund. Bereits über die Mundschleimhaut nimmt der Körper einen Teil der Wirkstoffe auf.

■ Nehmen Sie homöopathische Medikamente nicht mit einem Metallöffel ein. Sonst können Wechselreaktionen die Wirkung beeinflussen. Diese Gefahr schließen Sie mit einem Löffel aus Kunststoff aus.

■ Verwenden Sie während Ihrer Behandlung keine ätherischen Öle. Sie können die Wirkung homöopathischer Arzneien beeinflussen.

■ Teilen Sie Ihrem homöopathisch arbeitenden Arzt mit, welche Medikamente Sie zur Zeit einnehmen.

ganismus in die Lage versetzen, sich gegen seine Krankheit selbst zu helfen. Die Arzneimittel werden auf Zuckerkügelchen (Globuli) aufgebracht oder in Tropfenform eingenommen. Die Wirkstoffe werden verdünnt im Verhältnis 1:10 oder 1:100 oder noch mehr und dann verschüttelt. Diese Verdünnungen heißen Potenzen: etwa D 1 = 1:10. Je höher die Verdünnung, um so wirksamer das Mittel. Die Wirksamkeit der Homöopathie wird von Schulmedizinern häufig bezweifelt, doch hat sie durchaus Erfolge vorzuweisen.

Hormone: Botenstoffe, die der Körper in bestimmten Drüsen und Geweben produziert und freisetzt. Hormone dienen als Informationsträger zwischen verschiedenen Zellen, Organen und Geweben. Sie koppeln an ihren Empfangsorganen an, übermitteln so ihre »Nachricht« und lösen eine Reaktion aus. Der Körper bildet viele verschiedene Hormone, die in einem komplizierten Zusammenspiel miteinander arbeiten und unzählige Vorgänge im Körper steuern.

Hörsturz: ➤ akute Verschlechterung des Hörvermögens bis hin zur Ertaubung. Ursache z. B. starke Durchblutungsstörung. Sofort (!) einen Arzt aufsuchen! Ein Hörsturz muß umgehend behandelt werden.

Hüftgelenksankylose: Versteifung des Hüftgelenks.

Info

Erstverschlimmerung – was ist das?

Medikamente sollen heilen und Beschwerden lindern. Doch bei homöopathischen Arzneien verschlimmern sich anfangs oft die Beschwerden. Der Beipackzettel wertet diesen Umstand sogar positiv, denn homöopathische Arzneimittel sollen die Beschwerden nicht einfach »niederknüppeln«. Sie sollen den Körper anregen, seine Krankheit selbst auszuheilen. Die als Erstverschlimmerung bezeichnete anfängliche Verstärkung der Beschwerden zeigt, daß das gewählte Medikament tatsächlich auf das Krankheitsgeschehen wirkt. Damit ist bei homöopathischen Arzneimitteln die Erstverschlimmerung der Auftakt zum Ausheilen der Erkrankung und zur Besserung der Beschwerden.

Hüftgelenksdysplasie: angeborene Abflachung der Pfanne des Hüftgelenks, die behandelt werden muß. Meist verwendet man dazu eine Spreizhose. Mindestens aber muß das Baby »breit gewickelt« werden.

Hüftgelenksluxation: Verrenkung des Hüftgelenks.

human: menschlich, vom Menschen stammend.

humoral: die Körperflüssigkeiten betreffend.

Hyaluronsäure: Kittsubstanz des Körpers, z.B. in Knochen, Sehnen, vor allem aber in Bindegewebe. Verwendung auch in kosmetischen Produkten zur Hautpflege.

Hydratation, Hydratisierung: Bindung von Wasser, Feuchthalten, Flüssigkeitszufuhr.

hydrophil: wasseraufsaugend, wasseranziehend, feuchtigkeitsliebend. Eine hydrophile Flüssigkeit vermischt sich leicht und gut mit Wasser.

Hydrotherapie: Wasserheilkunde, therapeutische äußerliche Anwendung von Wasser. Die Hydrotherapie unterstützt Genesungsprozesse, wird auch angewandt nach Verletzungen mit der Folge eingeschränkter Beweglichkeit. Zur Hydrotherapie gehören Bäder, Packungen, Waschungen, Güsse, Wassertreten und verschiedene ➤ Kneippsche Anwendungen.

Hyperämie: Blutfülle, übermäßige Durchblutung.

Hyperästhesie: Überempfindlichkeit der Nerven.

Hypercholesterinämie: ein erhöhter Cholesteringehalt im Blut(serum).

Hyperemesis: sehr starkes Erbrechen, z. B. in der Schwangerschaft.

Hyperglykämie: erhöhter Zuckergehalt im Blut(serum).

Hyperhidrosis: krankhaft vermehrte Schweißbildung, starkes Schwitzen.

Hyperkaliämie: erhöhter Kaliumwert im Blut (selten).

Hyperkalzämie: erhöhter Kalziumwert im Blut.

Hyperkeratosis: verstärkte Verhornung, dickere Hornhaut, -schicht.

Hyperkinesie: übermäßiger Bewegungsdrang, Unruhe, Zappeln.

Hyperlipidämie: erhöhter Gehalt an Blutfetten. Eine Hyperlipidämie bezieht sich nicht nur auf ➤ Cholesterin.

Hypermagnesiämie: erhöhter Magnesiumwert im Blut.

Hypernatriämie: erhöhter Natriumwert im Blut.

Hyperplasie: Vergrößerung eines Organs durch krankhafte Vermehrung der Zellen.

Hyperprolaktinämie: krankhaft erhöhte Konzentration des eigentlich in der Schwangerschaft gebildeten Hormons ➤ Prolaktin, das normalerweise nach der Geburt die Milchproduktion anregt; führt zu ➤ Zyklusstörungen und Ausbleiben der ➤ Menstruation.

Hypertension: erhöhte Spannung, erhöhter Druck; z. B. Bluthochdruck.

Hyperthyreose: Überfunktion der Schilddrüse, gesteigerte Produktion von Schilddrüsenhormonen.

Hypertonie: Bluthochdruck.

Hypertriglyceridämie: erhöhter Gehalt an Fetten vom Triglyceridtyp im Blut.

Hyperurikämie: Vermehrung der Harnsäure im Blut.

H

Hyperventilation: übermäßige Steigerung der Atmung, zu heftiges und häufiges Atmen. Eine Hyperventilation wird oft durch Angst bedingt, allerdings können auch Krankheiten wie unkontrollierter ➤Diabetes mellitus dahinterstecken. Ein Hyperventilation kann bis zu Schwindelgefühl oder Bewußtlosigkeit führen.

Hypnose: veränderte, tranceähnliche Bewußtseinslage. In der Regel versetzt ein Hypnotiseur einen anderen Menschen in Hypnose. In der Hypnose ist der bewußte Wille ausgeschaltet, man gehorcht sozusagen dem Hypnotiseur. Gegen seinen Willen kann niemand hypnotisiert werden, auch kann niemand in Hypnose zu Taten verleitet werden, die er völlig ablehnt. Dennoch sollte man sich nur von eigens ausgebildeten Personen hypnotisieren lassen, Schauhypnosen können gefährlich werden. Manche Psychotherapeuten wenden Hypnose an, um Unbewußtes wieder bewußt zu machen. Außerdem wird sie bei Angstzuständen und Panikanfällen oder einfach zur Entspannung eingesetzt.

Hypnotikum: starkes Schlafmittel, bei Mißbrauch Gefahr der Abhängigkeit.

Hypoglykämie: Zuckermangel im Blut, Unterzucker.

Hypokaliämie: Kaliummangel.

Hypokalzämie: Kalziummangel.

Hypomagnesiämie: ein Mangel an Magnesium.

Hypomenorrhö: zu schwache Regelblutung.

Hyponatriämie: Natriummangel.

Hypophyse: Hirnanhangsdrüse. Die Hypophyse produziert verschiedene ➤Hormone, mit denen sie andere hormonbildende Drüsen reguliert und steuert. Damit ist die Hypophyse eine übergeordnete Hormondrüse. Außerdem steuert sie direkt viele Körperfunktionen.

Hyposensibilisierung: Methode zur Behandlung von ➤Allergien. Der Arzt spritzt dem Patienten genau die ➤Allergene, die sein Immunsystem entgleisen lassen, in großer Verdünnung unter die Haut. Langsam wird die Dosis gesteigert. Das Ziel der Hyposensibilisierung besteht darin, das Immunsystem mit der Zeit an die Substanz zu gewöhnen. Bei normalem Kontakt – also z. B. beim Einatmen von Blütenpollen durch einen Pollenallergiker – unterbleibt dann die krankhafte allergische Reaktion (➤Allergie), das Immunsystem dreht nicht mehr durch.

Hypotension: zu niedriger Druck, z. B. Blutdruck.

Hypothyreose: Unterfunktion der Schilddrüse.

Hypotonie: erniedrigter Blutdruck, muß nur bei Beschwerden behandelt werden.

Hypoventilation: zu geringe Atmung bzw. zu geringe Sauerstoffzufuhr in die Lunge.

Hypoxämie/Hypoxie: verringerter Sauerstoffgehalt im Blut.

I

idiopathisch: ohne erkennbare Ursache entstanden.

Ikterus: Gelbsucht, gelbliche Verfärbung der Haut und der Schleimhäute. Ursache ist der Übertritt von Gallenfarbstoffen ins Blut.

Ileum: Teil des Dünndarms.

Ileus: Darmverschluß. Beim Ileus ist die Passage durch den Darm unterbrochen – ein lebensbedrohlicher Zustand! Sofortige Operation ist notwendig.

immobilisieren: ruhigstellen, z. B. ein Gelenk.

immun: geschützt gegen den Angriff von bestimmten Krankheitserregern, unempfindlich, abwehrfähig. Das Immunsystem ist in der Lage, bestimmte Krankheitserreger erfolgreich zu bekämpfen. Solange der Mensch immun ist, wird er diese Krankheit nicht bekommen (siehe ➤ Immunität).

Immunglobuline: Eiweißstoffe, die für die Abwehrfähigkeit gegen Krankheiten verantwortlich sind (siehe auch ➤ Gammaglobuline).

Immunisierung: einen Organismus immun gegen bestimmte Erreger machen. Eine Schutzimpfung ist eine gezielt eingeleitete Immunisierung, aber auch eine überstandene Krankheit kann eine Immunisierung nach sich ziehen. Beispiel: Kinderkrankheiten, die jeder Mensch nur einmal bekommt. Nach dem Sieg über die Infektion ist der Organismus immunisiert.

Immunität: Widerstandskraft gegen Krankheitserreger. Der Grund für die Immunität liegt im Immunsystem, das auf bestimmte Erreger so reagieren kann, daß es sie auf jeden Fall besiegt.

Immunsuppression: 1. Schwächung der Immunität. 2. künstliche Unterdrückung der Abwehrreaktionen des Körpers. Eine Immunsuppression wird z. B. nach ➤Transplantationen durchgeführt. Die Schwächung des Immunsystems verringert die Gefahr, daß der Körper das neue und fremde Organ abstößt. Nebenwirkung: Die Abwehrkräfte gegen Infektionen werden reduziert oder ganz ausgeschaltet.

Immunsystem: kompliziertes und hoch leistungsfähiges System des Körpers zur Abwehr von Krankheitserregern aller Art und zur Ausschaltung entarteter Körperzellen, etwa spontan entstandener Krebszellen. Das Immunsystem sitzt nicht irgendwo im Körper, es ist ein Zusammenwirken von speziellen Zellen und Substanzen. Am Immunsystem sind die Organe des ➤lymphatischen Systems und im ganzen Körper verteilte Abwehrzellen und Abwehrmoleküle (➤Immunglobuline) beteiligt. Das Immunsystem arbeitet nach zwei Prinzipien: Die unspezifische Abwehr geht gegen sämtliche als fremd und schädlich erkannte Eindringlinge vor. Die spezifische Abwehr bekämpft nur ganz bestimmte Erreger oder Stoffe, diese aber besonders wirksam. Nach überstandener Krankheit speichert das Immunsystem den Bauplan der spezifischen Abwehr. Bei erneuter Infektion sind die spezifischen Abwehrstoffe sofort nachgebaut. Bei manchen Menschen reagiert das Immunsystem fälschlicherweise auf an sich harmlose Stoffe: Diese Menschen leiden an einer ➤Allergie, bei ihnen dreht das Immunsystem durch.

Impetigo: Hautausschlag mit ➤Eiter, Schuppen und Entzündungen.

Impfung: künstliche Herbeiführung einer Immunität. Bei der aktiven Impfung werden dem Patienten geringe Mengen der entsprechenden Krankheitserreger gespritzt. Verwendet werden Erreger in abgeschwächter Form, so daß die Erkrankung nicht ausbricht. Das Immunsystem setzt sich mit den Erregern auseinander und bildet ➤Antikörper. Später, beim Kontakt mit echten Erregern, ist das Immunsystem gewappnet und kann die Infektion abwehren. Eine aktive Impfung wirkt nur speziell gegen einen Erreger. Lange Wirksamkeit, manchmal sogar lebenslang. Bei der passiven Impfung erhält der Patient fertige Antikörper, die sein Immunsystem unterstützen. Die Wirkung ist nur kurzfristig.

Implantat: Teile, das in den Körper eingepflanzt wird, z. B. Herzklappen.

Impotenz: Unvermögen, eine Erektion zu bekommen oder sie über eine gewisse Zeit zu halten, Zeugungsschwäche. Meist hat eine Impotenz psychologische Ursachen wie etwa Streß oder Angst vor Versagen. In diesen Fällen erzielt eine Therapie oder Beratung gute Erfolge. Seltenener liegt eine organische Störung zugrunde.

indifferent: uncharakteristisch, nicht eindeutig.

Indigestion: Verdauungsstörung.

Indikation: Heilanzeige, bei Arzneimitteln: das Anwendungsgebiet. Eine Indikation ist der Umstand oder Zustand, der eine spezielle ärztliche oder medikamentöse Behandlung sinnvoll oder erforderlich macht. Dabei müssen Vorteil und Risiko für den Patienten sorgfältig gegeneinander abgewogen werden.

indiziert: angezeigt, medizinisch sinnvoll oder notwendig.

Induration: Gewebsverhärtung durch Bindegewebsvermehrung.

inert: reaktionsträge, reagiert nicht.

infantil: kindlich.

infektiös: ansteckend.

Infektion: Übertragen von Krankheitserregern, die in den Körper von Menschen (auch von Tieren oder Pflanzen) eindringen, sich dort vermehren und den Organismus schädigen. Meist versucht das ➤Immunsystem, gegen die krankmachenden Eindringlinge vorzugehen. Mit seinen Reaktionen ruft das Immunsystem die Beschwerden hervor, die eine Infektion begleiten: Fieber, Schwächegefühl, Gliederschmerzen. Eine Infektion kann von verschiedenen Krankheitserregern ausgelöst werden, vor allem von Bakterien, Viren, Pilzen oder Protozoen. Ob der Kontakt tatsächlich eine Infektion hervorruft, hängt auch von der Abwehrkraft des Immunsystems ab.

inferior: der untere, weiter unten gelegen.

Infertilität: Unfruchtbarkeit des Mannes oder der Frau.

infiziert: angesteckt. Ob die Krankheit tatsächlich ausbricht, hängt noch von anderen Faktoren ab, z. B. von der Schlagkraft des Immunsystems.

Inflammation: Entzündung.

Influenza: echte ➤ Grippe (im Unterschied zum ➤ grippalen Infekt).

Infusion: tropfenweises Einfließenlassen von Flüssigkeiten, meist in eine Vene. Eine Infusion wird in der Intensivmedizin oder zur dauerhaften Verabreichung von Arzneistoffen angewandt.

Ingestion: Aufnahme eines Stoffes mit der Nahrung.

Ingredienzien: Zutaten, z. B. zu Arzneien.

Inhalation: Einatmen von Arzneimitteln oder von Dämpfen, z. B. bei Erkältungen.

Inhibitoren: Hemmstoffe.

Initialdosis: die Arzneimittelmenge, die zu Anfang der Behandlung genommen werden muß, um möglichst schnell die erwünschte Blutkonzentration zu erreichen (siehe auch ➤ Erhaltungsdosis).

Injektion: Verabreichen eines Medikaments mittels Spritze. Die Verabreichung erfolgt schneller als bei einer Infusion.

Inkompatibilität: Unverträglichkeit, z. B. von ➤ Blutgruppen.

Inkontinenz: siehe ➤ Harninkontinenz und ➤ Stuhlinkontinenz.

Inkubationszeit: Zeit zwischen Ansteckung und Ausbruch einer Krankheit. Je nach Krankheit beträgt die Inkubationszeit einige Tage oder viele Jahre.

Inlay: Füllung, z. B. aus Gold für den Zahn. Ein Inlay wird nach Abdruck angefertigt.

Innervation: Versorgung von Körpergeweben und Organen mit Nerven.

inotrop: die Schlagstärke des Herzmuskels beeinflussend (positiv inotrop = stärkend).

insektizid: insektentötend.

Insemination: künstliche Befruchtung.

Insomnie: Schlaflosigkeit.

I

Inspiration: Einatmung.

Insuffizienz: Schwäche, ungenügende Leistung eines Organs oder eines Organsystems.

Insulin: blutzuckersenkendes Hormon. Bei Mangel siehe ➤Diabetes mellitus.

Interaktion: Wechselwirkung. Wichtig bei der Zusammenstellung von Arzneimitteln oder wenn ein Patient mehrere Medikamente gleichzeitig nimmt. Die einzelnen Inhaltsstoffe können sich in ihrer Wirksamkeit beeinflussen, verstärken oder abschwächen. Deswegen muß bei der Einnahme von entsprechenden Arzneien ein zeitlicher Sicherheitsabstand eingehalten werden.

interdental: Raum zwischen den Zähnen.

intermediär: dazwischenliegend, zwischenzeitlich.

Interstitium: Raum zwischen den einzelnen Zellen eines Gewebes, Zwischenzellraum.

Intertrigo: Wundsein.

Intervalltherapie: Behandlungsmethode, bei der zwischen die einzelnen Behandlungsblöcke – z. B. Einnahme von Medikamenten – Behandlungspausen eingelegt werden.

intestinal: zum Darm gehörend.

intrakranielle Blutung: Gehirnblutung in die Schädelhöhle hinein.

intrakutan: in die Haut hinein, z. B. Einspritzung.

intraokularer Druck: Augeninnendruck.

Intrauterinpessar: empfängnisverhütender Kunststoffkörper (oft mit

Kupfer umwickelt), der in die Gebärmutter eingelegt wird und dort längere Zeit verbleibt. Auch bekannt als »Spirale« oder »Kupfer-T«. Das Intrauterinpessar verhindert nicht die Befruchtung der Eizelle, es verhindert jedoch ihre Einnistung in der Schleimhaut der Gebärmutter.

in vitro: im Reagenzglas, im Labor; im Gegensatz zu ➤ in vivo.

in vivo: am lebenden Organismus.

Inzidenz: Erkrankungshäufigkeit.

irreversibel: nicht umkehrbar, nicht rückgängig.

irritabel: reizbar.

Ischämie: Blutleere infolge mangelnder Blutzufuhr, Mangeldurchblutung. Eine Ischämie kann durch einen Verschluß der Arterien, beispielsweise bei einer ➤ Thrombose, hervorgerufen werden.

J

Jaktation: unwillkürliches Gliederzucken; vor allem Hin- und Herwälzen des Kopfes und/oder Körpers im Bett bei fiebrigen Erkrankungen.

Jejunum: Leerdarm, oberer Teil des Dünndarms.

Jet-lag: Beschwerden, die durch die Zeitverschiebung bei Interkontinentalflügen auftreten (schneller Wechsel mehrerer Zeitzonen).

Joule: heute übliche Maßzahl zur Angabe der Energiemenge in der Nahrung, früher Kalorie. 1 Joule entspricht 0,239 Kalorien.

Jugulum: lat. Schlüsselbein.

juvenil: jugendlich, in der Jugend auftretend.

juxtaartikulär: in der Nähe des Gelenks.

K

Kallus: nach Knochenbrüchen an der Bruchstelle neu gebildetes Knochengewebe.

Kalorie: nicht mehr übliche Maßzahl für die in der Nahrung enthaltene Energie. Heute in ➤ Joule angegeben.

Kalzifikation: Kalkeinlagerung, Ablagerung von Kalksalzen. In Knochen und Zähnen ist sie ein notwendiger Prozeß. Eine Kalzifikation kann auch unerwünscht stattfinden. In den Blutgefäßen entwickelt sich durch Kalzifikation eine ➤ Arteriosklerose.

Kalzinose: durch Überdosierung von Vitamin D entstandene erhebliche Erhöhung des Blut-Kalzium-Spiegels, bis hin zu Vergiftungserscheinungen.

Kalzitonin: in der Schilddrüse gebildetes Eiweißhormon. Es hemmt die Herauslösung von Kalzium aus den Knochen. Synthetisch hergestelltes Kalzitonin wird deshalb zur Behandlung von ➤ Osteoporose eingesetzt.

Kalzium-Antagonisten: auch Kalziumblocker genannt; Substanzen, die den Einstrom von Kalzium in die Zelle blockieren. Da sich Muskelzellen nur in Gegenwart von Kalzium zusammenziehen, bewirken Kalzium-Antagonisten eine Senkung der Muskelspannung. Das wirkt sich direkt auf die Gefäßspannung aus: Die Blutgefäße weiten sich, der Blutdruck sinkt, der Herzmuskel muß weniger arbeiten und wird entlastet. Deshalb wird die Medikamentengruppe der Kalzium-Antagonisten bei Bluthockdruck und Erkrankungen der Herzkranzgefäße eingesetzt.

Kammerflattern: sehr rascher Herzschlag/Puls.

Kammerflimmern: sehr schneller Herzschlag mit gleichzeitiger Rhythmusstörung. Bei Kammerflimmern kann das Herz seine lebenswichtige Pumparbeit nicht mehr leisten. Deswegen muß ein normaler Rhythmus sofort wiederhergestellt werden, sonst droht Lebensgefahr! Kammerflimmern ist eine gefährliche Komplikation nach einem ➤Herzinfarkt, außerdem kann es nach Unfällen mit Starkstrom auftreten.

Kampfer: vom Kampferbaum gewonnenes ➤ätherisches Öl, siehe ➤Camphora.

Kanüle: Hohlnadel.

Kapillaren: haarfeine Blutgefäße. Kapillaren sind nur so groß, daß ein Blutkörperchen durchpaßt. Sie bilden ein riesiges Netz, das den arteriellen und venösen Blutstrom verbindet. In den Kapillaren fließt das Blut ausgesprochen langsam, so daß hier der Stoff- und Gasaustausch zwischen Blut und Gewebe stattfinden kann. Die Wände der Kapillaren lassen fast alle Stoffe durch. Nur rote Blutkörperchen und große Eiweißkörper halten sie zurück.

Kardiologie: Lehre vom Herzen und seinen Erkrankungen.

Kardiopathie: siehe ➤Herzfehler.

Karditis: Entzündung des Herzens.

Karenz/Karenzzeit: Aussetzen, Zeit des Verzichts. Z.B. sollten Frauen während der Schwangerschaft auf Nikotin und Alkohol verzichten.

Karies: Zahnfäule, Entkalkung und Zerstörung des Zahnschmelzes. Häufigste Zahnerkrankung in Deutschland. Hoher Zuckerverzehr erhöht das Risiko, denn Kariesbakterien, die den bakteriellen Zahnbelag (➤Plaque) besiedeln, ernähren sich von diesem Zucker. Als Stoffwechselendprodukt scheiden sie Säuren aus, die den Zahnschmelz angreifen. Außerdem stören die Säuren die Zusammensetzung des gesunden und normalerweise zahnschützenden Speichels. Wird die Karies nicht im Anfangsstadium gestoppt, entstehen Zahnlöcher. Die Zähne können sogar absterben.

Kariesprophylaxe: alle vorbeugenden Maßnahmen zur Vermeidung der Zahnfäule (➤Karies): Senkung des Zuckerkonsums, regelmäßiges und gründliches Zähneputzen, Mundwässer, Fluorzufuhr in Form von Tabletten, Zahncreme oder fluoridhaltigem Salz, zuckerfreie Kaugummis zum Ankurbeln der Speichelproduktion, regelmäßige Entfernung des Zahnbelags durch den Zahnarzt. Achtung: Wer bereits Fluortabletten einnimmt, sollte nicht zusätzlich fluorhaltige Zahnpasta oder fluorhaltiges Salz verwenden.

Karminativum: Mittel gegen Blähungen, Verdauungsstörungen. Z.B. Fenchel, Anis, Kümmel.

Karotin: siehe ➤ Carotin.

K

Karpaltunnel: tunnelförmiger Gang, durch den die Handnerven laufen.

Karpaltunnel-Syndrom: durch Zusammendrücken des ➤ Karpaltunnels (z. B. durch Bindegewebserschlaffung im Alter) wird Druck auf die innen liegenden Nerven ausgeübt. Dadurch kommt es zu Taubheitsgefühl, Kribbeln in den Fingern oder Zurückbildung der Muskulatur am Daumen.

karzinogen: krebsauslösend.

Karzinom/Carcinom, CA: Krebsgeschwür, bösartiger Tumor.

karzinomatös: krebsig.

Katabolismus: Stoffwechselvorgänge beim Abbau von Eiweiß.

katabol: zum Eiweißabbau gehörend.

Katalysatoren (Bio-): Substanzen, die Prozesse in ihrem Ablauf beschleunigen oder erst möglich machen, ohne selbst daran teilzunehmen (siehe ➤ Enzyme).

Katarakt: grauer Star, Linsentrübung des Auges. Die häufigste Form ist der in höherem Alter auftretende Altersstar. Ein Katarakt kann allerdings auch angeboren oder durch bestimmte Krankheiten entstanden sein.

Katarrh: ➤ Infektion der Schleimhäute, z. B. Bronchialkatarrh. Ein Katarrh ist begleitet von Absonderung von Schleim oder ➤ Sekret.

Katecholamine: Gruppenbezeichnung für im Körper hergestellte Substanzen wie ➤ Adrenalin, Noradrenalin und ➤ Dopamin. Auch in Arzneien werden Katecholamine verwendet: Sie dienen vor allem dazu, Herz und Kreislauf anzuregen, z. B. um bei einem Kreislaufschock oder einem allergischen Schock den Blutdruck zu steigern.

Katheter: röhrenförmiges, länglich-dünnes, elastisches Instrument zum Einführen, z. B. in die Blase zum Entleeren von Harn oder zum Einbringen von Arzneiflüssigkeiten.

kausal: ursächlich.

Kausalbehandlung: Behandlung der Ursache einer Krankheit; im Unterschied zu einer Behandlung, die die Beschwerden lindern will. Beispiel: Massage lockert verspannte Muskulatur und kann Schmerzen und Beschwerden beseitigen. Die Ursache, die zu den Muskelverspannungen geführt hat, bleibt jedoch unangetastet. In diesem Fall ist Massage keine Kausalbehandlung.

Kavität: Hohlraum.

Kephalgie: Kopfschmerz.

Keratin: Hornstoff, ein hochpolymeres Skleroprotein. Kreatin ist Bestandteil von Haaren, Nägeln und der obersten Hautschicht.

Keratitis: Hornhautentzündung des Auges, z. B. infolge einer ➤Infektion oder Reizung durch UV-Licht.

Kerato-Konjunktivitis: Entzündung von Horn- und Bindehaut am Auge, oft von einem Virus hervorgerufen. Diese Form der Kerato-Konjunktivitis kann z. B. durch gemeinsam benutzte Handtücher übertragen werden.

Keratose: zu starke Verhornung. Oberbegriff für Hautkrankheiten, die auf zu starker Verhornung beruhen. Dabei wird zu viel ➤Keratin – der Hauptbestandteil der obersten Hautschichten – gebildet.

Ketoazidose: Übersäuerung des Organismus durch Stoffe, die dem ➤Aceton chemisch verwandt sind (➤Ketone).

Ketone: Stoffe, die im Stoffwechsel aus Nahrungsbestandteilen, vor allem aus Fetten, gebildet werden.

Ketonurie: Ausscheidung besonders großer Mengen von ➤Ketonen mit dem Urin, z. B. nach fettreicher und nahezu kohlenhydratfreier Ernährung oder als Begleiterscheinung einiger Krankheiten.

Kieferorthopädie: Beseitigung von Fehlstellungen der Zähne oder des Kiefers durch Korrektur, z. B. mit einer Zahnspange.

Kieselsäure: natürlicher Stoff, der z. B. in Bergkristall, Gestein und Sand vorkommt, aber auch in lebenden Organismen, z. B. als Bestandteil des Bindegewebes.

K

Kinderdosierung: therapeutisch richtige Menge von Arzneimitteln für Kinder. Die Kinderdosierung liegt oft deutlich unter der Dosis für Erwachsene. Der Grund liegt nicht nur in dem geringeren Körpergewicht und der geringeren Blutmenge. Kinder sind keine kleinen Erwachsenen. Ihr Stoffwechsel unterscheidet sich vom Stoffwechsel eines Erwachsenen. Eine Kinderdosierung muß für Medikamente altersabhängig extra festgelegt werden, es gibt keine allgemeingültige Standardempfehlung. Von vielen Medikamenten gibt es Zubereitungen, die eigens für Kinder entwickelt und dosiert wurden.

Kinesis: Bewegung.

Kinesiotherapie: Bewegungstherapie, z. B. Krankengymnastik.

Kinetose: »Bewegungskrankheit«, Reisekrankheit. Viele Menschen leiden bei Bus- oder Seefahrten unter einer Kinetose.

Kinine: Sammelbegriff für eine Gruppe von ➤ Gewebehormonen, die z. B.

Info

Therapie durchhalten!

Ein weit verbreiteter Fehler: Sobald die Beschwerden verschwunden sind, wird das Medikament abgesetzt. Das mag zwar in vielen Fällen angebracht sein, doch manchmal ist es grundfalsch, z. B. bei Antibiotika: Um die Bakterien wirklich zu besiegen, müssen die Präparate lange genug – meist mehrere Tage – genommen werden. Wer sie vorher absetzt, riskiert nicht nur, daß seine Krankheit wieder aufflackert. Er trägt auch dazu bei, daß immer mehr Bakterien resistent gegen bestimmte Antibiotika werden.

für die Blutdruckregulierung verantwortlich sind.

Klaustrophobie: Angst vor dem Eingeschlossensein in engen Räumen, z. B. im Fahrstuhl; auch »Platzangst« genannt. Erfolgreiche Behandlung durch Verhaltenstherapie möglich.

Klavikularfraktur: Bruch des Schlüsselbeins.

Kleptomanie: krankhaftes, zwanghaftes Stehlen von Dingen, die überhaupt nicht gebraucht werden.

Klimakterium: die Wechseljahre der Frau. Übergangsphase von der Geschlechtsreife in den Lebensabschnitt, in dem die Eierstöcke ihre Tätigkeit einstellen. Das Klimakterium ist ein mehrjähriger Prozeß, der von einer Umstellung des Hormonhaushalts begleitet wird: Die Östrogenproduktion nimmt ab, andere Hormone werden vermehrt produziert. Die letzte Regel (➤ Menopause) findet meist zwischen dem 48. und 52. Lebensjahr statt. Die möglichen Beschwerden sind vielfältig: u. a. Hitzewallungen, psychische Beschwerden, später ➤ Osteoporose. Viele Frauen lassen ihre Beschwerden mit einer Hormonersatztherapie lindern.

Klistier/Klysma: Darmeinlauf, Einbringen von Flüssigkeit in den Darm.

Klitoris: Kitzler, weibliches schwellfähiges Organ.

Kneippsche Anwendungen: siehe ➤ Hydrotherapie.

Knochennekrose: Absterben von Knochengewebe.

Koagulation: Ausflocken, Zusammenklumpen, Gerinnung, z.B. von Blutbestandteilen.

Koagulopathie: Gerinnungsstörung.

kognitiv: die Wahrnehmung betreffend.

Kohabitation/Koitus: Beischlaf, Geschlechtsverkehr.

Kolik: krampfartige Leibschmerzen, weil sich Muskeln von Hohlorganen zusammenziehen. Die Schmerzen tre-

K

ten »wellenartig« auf. Beispiele: Darmkolik, Nierenkolik oder ➤ Gallenkolik.

Kolitis: Dickdarmentzündung.

Kollagen: Gerüsteiweiß des Körpers. Bausubstanz für Bindegewebe, Knorpel, Knochen und Sehnen. Kollagen bildet das »Gerüst«, das mit dem Alter schlaffer wird.

Kollagenosen: Sammelbezeichnung für ➤ entzündliche Erkrankungen des Bindegewebes. Dabei geht das Immunsystem gegen Bestandteile des eigenen Bindegewebes vor.

Kollaps: Zusammenbruch.

Kollateralkreislauf: »Umgehungskreislauf«. Sind bestimmte Gefäße verschlossen, sucht sich das Blut, soweit möglich, eine Umleitung.

Kolon: Darm.

Kolonkarzinom: bösartiger Tumor im Dickdarm, Dickdarmkrebs.

Kolorit: Hautfarbe, kann z.B. Hinweise auf Erkrankungen geben. Ein gelbes Kolorit weist auf eine Störung der Leber oder Galle hin.

Koloskopie: Untersuchung des Dickdarms mit einem ➤ Endoskop.

Kolpitis: eine Scheidenschleimhautentzündung, z.B. durch Entzündung mit Hefepilzen (➤ Candida-Mykosen).

Kolposkopie: Scheidenspiegelung. Lupenuntersuchung der Schleimhaut des Gebärmutterhalses und der Scheide. Mit der Kolposkopie lassen sich Zellveränderungen der oberen Hautschichten erkennen. Die Kolposkopie dient dazu, eine mögliche Krebserkrankung schon im Frühstadium zu entdecken.

Koma: tiefe Bewußtlosigkeit. Ein Koma unterscheidet sich u. a. dadurch vom Schlaf, daß der Patient auch durch äußere Reize nicht geweckt werden kann.

Komedo: Mitesser in der Haut, typisch für Jugendliche mit Akne. Häufig aber auch im Erwachsenenalter. Ein Komedo ist ein Talgpfropf. Ist der abführende Gang einer Talgdrüse verstopft, staut sich der gebildete Talg, und der Mitesser entsteht.

Kompartiment: abgeschlossener Bereich, Abteil.

Kompatibilität: Verträglichkeit, Vereinbarkeit, z. B. von zwei verschiedenen Arzneistoffen.

Kompensation: »Ausgleich«. Von Kompensation spricht man, wenn der Körper versucht, eine Leistungsschwäche durch eine Gegenreaktion auszugleichen. Z.B. erhöht das Herz bei einem Herzklappenfehler seine Pumpleistung. Auf Dauer läuft das Herz allerdings Gefahr, sich zu überanstrengen.

Kompresse: Umschlag, Auflage.

Kompressionsverband: Druckverband. Der Druck muß genau dosiert werden. Ist er nämlich zu stark, kann die arterielle Durchblutung behindert werden.

Kondylom/Condylomata: Warzen. Warzen werden durch Viren hervorgerufen.

Konisation: Entnahme eines kegelförmigen Gewebestückes zur genauen Gewebeuntersuchung.

Konjunktivitis: ➤Bindehautentzündung am Auge.

Konsistenz: Beschaffenheit, Zustand, z. B. weich, hart, flüssig.

konstitutionell: anlagebedingt.

Konsultation: Beratung, z. B. durch einen Arzt.

Konsumption: Auszehrung, z. B. durch Fieber oder eine Krankheit.

kontagiös: ansteckend.

Kontaktallergie: siehe ➤Allergie.

Kontaktekzem: siehe ➤Ekzem.

Kontaktinfektion: Übertragung von Krankheitserregern durch Berührung infizierter Menschen, Tiere oder Gegenstände.

Kontamination: Verunreinigung mit Krankheitserregern, chemischen Substanzen, Umweltgiften, oder Radioaktivität.

Kontorsion: Verdrehung von Gliedmaßen, z. B. des Armes bei Unfall.

Kontraindikation: Gegenanzeige. Kontraindikation bezeichnet den Umstand bzw. die persönlichen Voraussetzungen, bei denen ein Medikament oder ein Heilverfahren nicht angewandt werden sollte. Eine bestehende Schwangerschaft ist eine Kontraindikation für die Einnahme einiger Medikamente. Die Kontraindikationen sind im Beipackzettel unter dem Stichwort »Gegenanzeigen« aufgeführt und müssen ernstgenommen werden! Bei der Kontraindikation wird unterschieden: Absolute Kontraindikation: auf gar keinen Fall anwenden. Relative Kontraindikation: nur anwenden, wenn – meist vom Arzt – Nutzen und Risiko sorgfältig gegeneinander abgewogen wurden.

K

Kontraktur: Gelenkversteifung, Bewegungseinschränkung.

Kontrazeption: Empfängnisverhütung. Unterschiedliche Methoden mit jeweils unterschiedlicher Sicherheit (➤ Pearl-Index) stehen zur Verfügung. Natürliche Kontrazeption: Empfängnisverhütung ohne die Verwendung von Mitteln, etwa Abbruch des Geschlechtsverkehrs vor dem Samenerguß des Mannes, Verzicht auf Geschlechtsverkehr an den fruchtbaren Tagen der Frau. Mechanische Kontrazeption: Verwendung von mechanischen Barrieren wie Diaphragma, Kondom, Pessar. Chemische Kontrazeption: Verwendung spermientötender Substanzen. Hormonale Kon- trazeption: Anti-Baby-Pille. Operative Kontrazeption: chirurgischer Eingriff zur Durchtrennung der Eileiter bzw. der Samenleiter.

Kontrazeptiva: empfängnisverhütende Mittel (siehe ➤ Kontrazeption).

Kontusion: Quetschung.

Konvaleszenz: Genesung.

Konversion: Umkehrung, Umwandlung.

Konvulsionen: Krämpfe (der Körpermuskulatur).

Konzeption: Befruchtung, Empfängnis.

Konzeptionsverhütung: siehe hierzu ➤ Kontrazeption.

Korium/Corium: Lederhaut, bindegewebsreicher, elastischer Hautanteil. Im Korium befinden sich Blut- und Lymphgefäße, Nerven und Teile der Schweißdrüsen, Talgdrüsen und Haarbälge.

Koronararterien: Herzkranzgefäße. Das Herz wird nicht von dem Blut mit Nährstoffen und Sauerstoff versorgt, das es durch seine Kammern pumpt. Für das Herz steht vielmehr ein eigenes Blutgefäßsystem zur Verfügung: die Herzkranzgefäße.

Koronare Herzkrankheit: Es kommt zu einer Schädigung oder Beeinträchtigung der Herzleistung, weil die Blutversorgung durch die ➤ Koronararterien behindert oder verhindert ist, z. B. durch ➤ Arteriosklerose in den Herzkranzgefäßen. Die Folge: Sauerstoffmangel im Herzmuskel kann z. B. zu ➤ Angina pectoris oder ➤ Herzinfarkt führen.

Korpuskarzinom: Krebs des Gebärmuttermuskels.

Korrigenzien: geschmacksverbessernde Zusätze zu Arzneimitteln, z. B. in Säften, Tropfen.

Kortikoide: Sammelbegriff für einige Hormone, die in der Nebennierenrinde gebildet werden. Wegen ihrer Wirksamkeit werden diese natürlichen Hormone auch künstlich hergestellt und als Arzneiwirkstoff eingesetzt. Der Begriff Kortikoide umfaßt auch diese Gruppe von Arzneien. Sie wirken als stärkste entzündungshemmende Mittel und werden verschrieben zur Einnahme u. a. bei entzündlichem ➤ Rheuma. Äußerlich werden Kortikoide bei schweren Hauterkrankungen angewandt.

Koxarthrose/Coxarthrosis: degenerative Veränderung des Hüftgelenks.

Kreatinin-Clearance: Methode, um die Leistungsfähigkeit der Nieren zu bestimmen. Maßstab ist die Menge Kreatinin, die die Nieren in einem bestimmten Zeitraum ausscheiden. Kreatinin ist eine Substanz, die durch

Stoffwechselvorgänge im Körper gebildet wird.

Krebs: Sammelbezeichnung für verschiedene Arten von bösartiger Zellwucherung. Krebszellen sind entartete Körperzellen: Sie verlieren ihre ursprüngliche Funktion und entgleiten der normalen Wachstumskontrolle, d. h., sie wuchern unkontrolliert, und es bildet sich ein Tumor. Gutartige Tumoren wachsen, ohne Nachbargewebe zu zerstören. Bösartige Tumoren (➤ Karzinom) wachsen in benachbarte Gewebe oder Organe hinein und zerstören sie. Mit dem Blut können Krebszellen durch den ganzen Körper transportiert werden und an jeder anderen Stelle Tochtergeschwüre (Metastasen) hervorrufen. Jedes Organ oder Gewebe kann von Krebs befallen werden.

Kreuzallergie: die Überempfindlichkeit (➤ Allergie) gegen bestimmte Stoffe überträgt sich auf Substanzen, die biologisch oder chemisch ähnlich sind.

Kreuzresistenz: ➤ Bakterien, die gegen ein ➤ Antibiotikum unempfindlich (resistent) sind, können gleichzeitig auch gegen ein anderes Antibiotikum unempfindlich sein. Die gewünschte Wirkung bleibt also bei beiden Antibiotika aus.

Kumulation: wörtlich »Anhäufung«. Medizinisch versteht man unter Kumulation die Anreicherung einer Arzneisubstanz im Körper. Die Kumulation ist ein unerwünschter Vorgang. Sie tritt auf, wenn die ausgeschiedene oder abgebaute Menge des Arzneistoffes geringer ist als die zugeführte Menge.

kurativ: heilend; im Unterschied zu vorbeugend (prophylaktisch).

Kyphose: Krümmung der Wirbelsäule, Buckel.

L

labial: zu den Lippen gehörend.

labil: unsicher, unbeständig.

Laktalbumin: Eiweißstoff der Milch. Muttermilch enthält mehr Laktalbumin als Kuhmilch.

Laktation: Milchbildung in der Brust der Frau. In der Regel setzt sie nach der Geburt ein.

Laktose: Milchzucker.

Lamina: dünne Platte, Schicht.

Lanolin: Bestandteil des Wollfettes von Schafen, dient als Grundlage von Salben und ➤Emulsionen.

Laparoskopie: Bauchspiegelung. Betrachtung der Bauchhöhle mit einem ➤Endoskop. Gleichzeitige Gewebsentnahme möglich.

Laparotomie: operative Öffnung der Bauchhöhle.

Laryngitis: Kehlkopfentzündung.

Larynx: Kehlkopf.

Läsion: Schädigung, Verletzung.

latent: verborgen, versteckt, ohne Anzeichen verlaufend. Eine Krankheit kann latent verlaufen: Der Patient zeigt keine Beschwerden, obwohl er eine bestimmte Krankheit hat. Die Beschwerden können aber jederzeit (wieder) auftreten.

Latenz: zeitweiliges Verborgensein einer Krankheit ohne Beschwerden.

Latenzzeit: beschwerdefreie Zeit zwischen dem Einwirken eines schädigenden Stoffes und dem Auftreten von Beschwerden (➤Inkubationszeit). Beispiel: Wenn Krankheitserreger in den Körper gelangen, vergeht einige Zeit, bis die Krankheit tatsächlich ausbricht. Das ist die Latenzzeit.

lateralis: seitlich, seitwärts.

Latex: natürlicher Kautschuk. Latex wird verwendet z. B. für Einmalhandschuhe. ➤Allergie gegen Latex ist möglich.

Lävulose: künstlich hergestellter Fruchtzucker, Fruktose.

Laxans, Laxanzien: Abführmittel. Laxanzien werden nach ihrer Wirkungsweise unterschieden. Darmreizmittel: Sie erhöhen den Wassergehalt des Stuhles und machen ihn weicher. Wirkungseintritt bereits nach einigen Stunden. Die Wirkstoffe können synthetisch oder pflanzlich sein. Gleitmittel: Sie enthalten Öle, die als »Schmiermittel« für den Stuhl dienen. Quell- und Füllstoffpräparate: Sie enthalten unverdauliche Ballaststoffe, die im Darm Wasser aufnehmen, quellen und das Volumen des Darminhalts vergrößern. Mit viel Flüssigkeit einnehmen! Wirkung tritt nach ein bis drei Tagen ein. Quell- und Füllstoffpräparate sind die einzigen Abführmittel, die sich auch für eine längere Einnahme eignen! Wasserbindende Mittel: Sie verringern die Wassermenge, die der Darm aus dem Stuhl aufnimmt. Der Stuhl bleibt dadurch weich. Auch als Einlauf geeignet. Siehe auch ➤Laxanzien-Abusus.

Laxanzien-Abusus: die übermäßige, mißbräuchliche Einnahme von Abführmitteln, kann zum Gewöhnungseffekt führen. Dann müssen Abführmittel weiterhin genommen werden. Viele erhöhen daraufhin die Dosis. Laxanzien-Abusus kommt relativ häufig vor und führt zu Mineralstoffmangel (vor allem Kalium). Ohne ärztliche Anweisung sollten Abführmittel nicht länger als eine, höchstens aber zwei Wochen genommen werden. Einzige Ausnahme: Quell- und Füllstoffpräparate.

Leberruptur: Leberzerreißung, schwere Unfallverletzung.

Leberzirrhose: Lebererkrankung, bei der gesundes Lebergewebe in zähes bindegewebiges Gewebe umgebaut wird. Mit der Zeit kann die Leber ihre Aufgaben nur noch ungenügend oder gar nicht mehr wahrnehmen. So kann sie etwa giftige Substanzen nicht mehr ausreichend aus dem Körper entfernen. Eine Leberzirrhose wird durch jahrelange Schädigung hervorgeru-

Info

Warum Leber- und Nierenkranke besonders aufpassen müssen

Arzneistoffe werden im Organismus langsam abgebaut. Das wird bei den Dosierungs- und Einnahmeempfehlungen berücksichtigt. Arbeiten Leber und Niere, die wichtigsten Abbau- und Entgiftungsorgane des Körpers, jedoch nicht mehr richtig, ändern sich die Verhältnisse. Deswegen müssen sich Leber- und Nierenkranke genau nach der für sie passenden Dosis erkundigen. Oft muß die Einnahmemenge angepaßt werden.

fen, vor allem durch Alkohol, aber auch eine ➤Hepatitits kann zur Leberzirrhose führen.

Legasthenie: sog. Lese- und Rechtschreibschwäche. Die Intelligenz ist meist nicht beeinträchtigt, deshalb zählt Legasthenie zu den Teilleistungsschwächen. Die Ursachen sind noch nicht vollständig geklärt. Bei rechtzeitiger Erkennung – die Art der Fehler ist typisch und gibt dem Fachmann Hinweise – kann diese Schwäche durch gezielte Lernprogramme beseitigt oder zumindest gebessert werden.

lege artis: »nach den Regeln der Kunst«.

Legionärskrankheit: eine Form der Lungenentzündung, die durch Bakterien (Legionella) hervorgerufen wird. Die Erreger vermehren sich vor allem in warmer, feuchter Umgebung. Wahrscheinlich hatten sich die Menschen, bei denen die Krankheit erstmals entdeckt wurde – amerikanische Veteranen bei einem Treffen 1976 –, angesteckt am bakterienbesiedelten Wasser, das die Klimaanlage ihres Hotels vernebelte.

Lens: lat. Linse im Auge.

letal: tödlich.

Letaldosis: tödliche Dosis. Die Menge, ab der eine Substanz tödlich wirkt.

Letalität: Tödlichkeit.

Lethargie: Schläfrigkeit, herabgesetzte Aktivität, verlangsamte Tätigkeit.

Leukämie: »Blutkrebs«. Schwere, bösartige Erkrankung der weißen Blutzellen. Verschiedene Formen mit unterschiedlichen Beschwerdebildern. Bei einer Leukämie wird eine Behandlung mit Medikamenten und Bestrahlung durchgeführt. Da alle Blutzellen – auch gesunde oder kranke weiße Blutzellen – im Knochenmark gebildet werden, kann oft eine ➤Transplantation helfen. Wenn die Operation erfolgreich ist, bildet das neue gesunde Knochenmark gesunde weiße Blutkörperchen. Die große Schwierigkeit besteht darin, einen Spender zu finden, dessen Knochenmark nicht abgestoßen wird.

Leukopenie: krankhafte Verminderung der normalen Zahl an weißen Blutkörperchen.

Leukozyten: weiße Blutkörperchen, weiße Blutzellen. Leukozyten sind unverzichtbarer Bestandteil der Abwehrkräfte des Körpers.

Leukozytose: eine Vermehrung der ➤Leukozyten im Blut. Die Leukozytose weist auf besondere Aktivität des ➤Immunsystems hin und ist deshalb ein ganz normaler Vorgang bei ➤Infektionen.

Lezithin/Lecithin: ein natürlicher ➤Emulsionsbildner, der unter anderem aus Fettsäuren aufgebaut wird und in der Zellmembran (äußere Hülle jeder Zelle) enthalten ist.

Libido: Geschlechtstrieb, sexuelle Erlebnisfähigkeit, sexuelles Verlangen.

Lichen: wörtlich »Flechte«. Sammelbegriff für akute oder chronische Hauterkrankungen, bei denen sich auf der Haut kleine Knötchen bilden, manchmal schuppend. Umgangssprachlich wird der Begriff »Flechte« für verschiedene Hautkrankheiten gebraucht, z. B. Schuppenflechte.

lichenoides: flechtenähnlich.

Lichtdermatose: Veränderung der Haut nach längerer und/oder intensiver Lichteinwirkung, besonders nach UV-Strahlen (Sonnenlicht, Sonnenbank). Sonnenbrand oder Sonnenallergie gelten als Lichtdermatosen. Es gibt Arzneistoffe, die die Lichtempfindlichkeit der Haut und damit die Bereitschaft zu einer Lichtdermatose erhöhen. Wer z. B. Präparate mit Johanniskraut einnimmt, sollte ausgiebige Sonnenbäder vermeiden.

Ligament(um): Band, ähnlich wie Sehne. Ein Ligament übernimmt Haltefunktionen, z. B. von gegeneinander beweglichen Knochen.

Ligatur: Unterbindung, z. B. von Blutgefäßen.

Limbisches System: stammesgeschichtlich alte Gehirnregion. Das limbisches System regelt das Gefühlsleben, seine Wirkung auf und seine Abhängigkeit von Organfunktionen.

linear: gradlinig.

Lingua: lat. Zunge.

Liniment: Einreibung, zum äußeren Gebrauch bestimmte Arzneimittel, z. B. Rheuma-Liniment.

Linolensäure: dreifach ungesättigte Fettsäure, z. B. im Leinöl. Sie ist essentiell, d.h., der Mensch muß sie mit der Nahrung aufnehmen.

Linolsäure: zweifach ungesättigte Fettsäure. Linolsäure kann vom Organismus nicht selbst hergestellt werden, wird aber dennoch benötigt. Deshalb zählt die Linolsäure zu den ➤essentiellen Fettsäuren. Sie ist z.B. in Pflanzenölen enthalten.

Lipämie: fetthaltiges und dadurch milchig erscheinendes ➤Blutserum.

Lipase: fettspaltendes ➤Enzym.

Lipide: Sammelbegriff für Fette und fettähnliche Stoffe.

Lipidsenker: Arzneimittel zur Senkung hoher Blutfettwerte, insbesondere hoher Cholesterinwerte. Lipidsenker sollen erst dann eingesetzt werden, wenn alle anderen Maßnahmen – vor allem eine Diät – erfolglos waren.

Lipoide: fettähnliche Stoffe.

Lipom: gutartige Fettgeschwulst.

lipophil: fettlöslich, fettliebend. Stoffe sind lipophil, wenn sie sich besser mit Fett als mit Wasser vermischen lassen.

Liposomen: kleinste Teilchen, die vorwiegend als Trägerteilchen fungieren. Liposomen können, vereinfacht gesagt, Arzneistoffe in ihrem Inneren einschließen und in Zellen oder Organe transportieren. So läßt sich die Konzentration von Arzneistoffen am Wirkort gezielt erhöhen.

liquid: flüssig.

lokal: örtlich.

Lokalanästhesie: örtlich begrenzte Schmerzausschaltung, örtliche Betäubung. Der Patient bleibt bei vollem Bewußtsein.

Lokalanästhetika: Arzneistoffe zur örtlichen Betäubung.

Lokalisation: Ortsbestimmung. In seiner Untersuchung versucht der Arzt den Ort zu ermitteln, an dem die Krankheitsprozesse ablaufen, z. B. durch Abtasten, Röntgenaufnahmen, Ultraschall.

Lordose: Verbiegung der Wirbelsäule, nach vorne gekrümmt (Gegensatz zur ➤ Kyphose).

Lubrikation: Glättung, Gleiten. Der Begriff ist z. B. gebräuchlich für bestimmte Abführmittel bzw. für Gleitmittel beim Geschlechtsverkehr.

Lues: Syphilis oder harter Schanker. Ansteckende, durch Bakterien (Treponema pallidum) hervorgerufene Geschlechtskrankheit.

Lumbago: Hexenschuß. Die Schmerzen treten meistens plötzlich im unteren Bereich der Wirbelsäue (Lendenwirbelsäule) auf und strahlen manchmal aus. Verschiedene Ursachen möglich, z. B. ➤ Bandscheibenschaden.

Lumbalsyndrom: ➤ Bandscheibenvorfall im Bereich der Lendenwirbelsäule.

Lungenembolie: Verschluß eines arteriellen Lungengefäßes durch ein Blutgerinnsel (➤ Embolie).

Lungenerkrankung, chronisch-obstruktive: ➤ chronische Lungenerkrankung, die mit Verkrampfungen der Lungenäste und dadurch mit Atemnot einhergeht. Die krankhafte Verengung der Atemwege behindert den Luftstrom in die Lunge und wieder heraus. Ernstzunehmende Erkrankung, da sie das Herz überlasten und schädigen kann.

Lungenfibrose: Umbau von normalem Lungengewebe in narbiges, bindegewebsartiges Gewebe. Oft ist eine Lungenfibrose das Endstadium von chronisch entzündlichen Lungenkrankheiten. Das krankhaft veränderte Gewebe kann seine Aufgaben nicht mehr erfüllen, die Sauerstoffversorgung des Körpers leidet.

Lungenfunktionsprüfung: eine Reihe von Messungen, die Aufschluß geben, wie gut die Lunge funktioniert. Eine Lungenfunktionsprüfung wird u. a. bei der Diagnose von Lungenerkrankungen durchgeführt.

Lungeninduration: Verhärtung des Lungengewebes als Folge krankhafter Zustände.

Lungenkapazität: Luftmenge, die die Lunge aufnehmen kann. Die Lungenkapazität läßt z. B. Rückschlüsse darauf zu, wie gut sich die Lunge ausdehnen kann.

Lungenödem: Ansammlung von Flüssigkeit in der Lunge. Ein Lungenödem erschwert die Atmung und kann lebensbedrohlich sein. Die Ursache liegt oft in einer Herzschwäche.

Lupus erythematodes: Erkrankung des Bindegewebes, die auf einer ➤Autoimmunreaktion beruht. Ursache unbekannt.

Luxation: Verrenkung.

Lyme-Borreliose: durch Zeckenbiß übertragene Krankheit, die Erreger sind Bakterien. Lyme-Borreliose kann ausgesprochen schwer verlaufen. Ein häufiges Frühsymptom: Wanderröte. Um die Stelle des Bisses rötet sich die Haut, der rote Fleck wandert. Diese Beobachtung unbedingt dem Arzt mitteilen! Aber auch ohne Wanderröte kann Lyme-Borreliose ausbrechen. Impfung bisher nicht möglich. Die bekannte Zeckenimpfung schützt nicht vor Lyme-Borreliose, sondern vor der durch Viren übertragenen ➤FSME! Zecken nach dem Biß möglichst schnell mit einer Pinzette entfernen! Zur Übertragung der Bakterien brauchen sie 24 Stunden.

Lymphadenom: Lymphdrüsenvergrößerung.

Lymphatisches System: Gesamtheit der lymphatischen Organe (Lymphknoten) und der Lymphgefäße. Teil des ➤Immunsystems.

Lymphdrainage: Form der Streichmassage, um die Lymphbahnen zu entstauen und den Abtransport der ➤Lymphe zu unterstützen.

Lymphdrüse: alte Bezeichnung für ➤Lymphknoten.

L

Lymphe: Flüssigkeit, die ➤Lymphozyten enthält. Lymphe tritt aus den kleinen Blutgefäßen aus und fließt in die Gewebespalten. Ein besonderes Gefäßsystem, die sog. Lymphgefäße, fängt die Lymphe auf und führt sie dem Blutstrom wieder zu.

Lymphknoten: kleine, in den Lymphbahnen liegende Organe. Sie sind, vereinfacht ausgedrückt, als Filter in den Lymphstrom zwischengeschaltet. Die Lymphknoten filtern Bakterien, Gifte und andere Krankheitserreger heraus, vernichten sie und dienen so als Schranke für Infektionen. Geschwollene Lymphknoten deuten auf erhöhte Aktivität und damit auf Vorliegen einer ➤Infektion hin.

Lymphödem: Ansammlung von Lymphe im Gewebe, dadurch kommt es zu Anschwellung, Schwellungs- und Spannungsgefühl.

Lymphozyten: Gruppe weißer Blutzellen. Sie sind verantwortlich für die spezifische, also gezielt gegen bestimmte ➤Antigene gerichtete Abwehrreaktion des ➤Immunsystems.

Lysosomen: kleinere Zellbestandteile, die in Körperzellen »Aufräumarbeiten« erfüllen. Zu diesem Zweck enthalten Lysosomen ➤Enzyme, die z. B. Eiweißbruchstücke spalten.

Makrophagen: Freßzellen; Zellen, die zum Immunsystem gehören. Makrophagen können durchs Gewebe wandern und werden z. B. bei Verletzungen oder Eindringen von Krankheitserregern auf den Plan gerufen. Sie umschließen größere Partikelchen wie Bakterien, Fremdkörper und Zelltrümmer und machen sie unschädlich, indem sie sie in ihrem Inneren auflösen. Damit leisten Makrophagen einen wichtigen Beitrag zur Abwehr von Krankheiten und zum Heilen von Verletzungen.

Makula: Netzhaut des Auges.

Malabsorption: Verdauungsschwäche. Bei einer Malabsorption ist die Aufnahme von Nährstoffen aus dem Darm in die Blutbahn gestört. Trotz ausreichender Ernährung kommt es zu einer Unterversorgung mit bestimmten Stoffen.

Malazie: Erweichung, z. B. Osteomalazie = Knochenerweichung.

Maldigestion: Störung der Verdauung, die durch einen Mangel an Verdauungsenzymen und/oder Galle zustande kommt. Kann auch durch eine ➤Allergie gegen bestimmte Nahrungsmittel entstehen.

maligne/Malignität: bösartig, Bösartigkeit, z. B. eines Geschwürs (➤Karzinom).

malignes Melanom: bösartiger Hautkrebs, schwarzer Krebs. Starke Sonneneinstrahlung, vor allem in Gegenden mit zerstörter Ozonschicht, begünstigt die Entwicklung eines malignen Melanoms. Die beste Vorsorge ist ausreichender Sonnenschutz und Vermeidung von Sonnenbrand von Kindesbeinen an. Ein malignes Melanom ist eine besonders gefährliche Krebsart. Frühe Behandlung ist absolut notwendig. Deswegen sollten Veränderungen der Haut, vor allem aber von Leberflecken, vom Hautarzt begutachtet werden. Nicht jede Veränderung ist bösartig.

Malnutrition: Sammelbegriff für falsche, z. B. einseitige Ernährung.

Maltose: Malzzucker.

Mamilla: Brustwarze.

Mamma: Brustdrüse.

Mammakarzinom: Brustkrebs, häufigste Krebserkrankung bei Frauen. Ein Mammakarzinom tritt vor allem zwischen dem 45. und 70. Lebensjahr auf. Bei rechtzeitiger Entdeckung ist eine erfolgreiche Behandlung möglich. Die Selbstuntersuchung der Frau leistet einen wichtigen Beitrag zur Früherkennung: Einmal monatlich sollte jede Frau ihre Brüste und Achselhöhlen gründlich abtasten. Verhärtungen oder Knötchen sollte sie unverzüglich ihrem Frauenarzt zeigen.

Info

Zum Essen besser verträglich

Tip für Magenempfindliche: Arzneimittel reizen den Magen weniger, wenn sie zu einer Mahlzeit oder unmittelbar danach genommen werden.

Mammographie: Röntgenuntersuchung der Brust. Damit lassen sich Tumoren früher als durch Abtastung erkennen. Das ermöglicht eine frühere Behandlung und erhöht die Erfolgsaussichten. Die Vorteile einer Mammographie sind gegen die Belastung mit Röntgenstrahlen abzuwägen.

Manie: Zustand mit unnatürlicher Steigerung der Aktivität und übertriebener Hochstimmung.

Manifestation: Deutlichwerden bzw. Verfestigung eines bestimmten, z. B. krankhaften Zustandes.

Manipulation: 1. möglichst unbemerkt Einfluß nehmen, um ein bestimmtes Ziel zu erreichen. 2. Behandlungstechnik, bei der ein Körperteil – etwa ein Gelenk oder Muskel – vom Arzt mechanisch bewegt und verändert wird.

manisch-depressiv: starke krankhafte Stimmungsschwankung zwischen Hoch- und Tiefgefühl.

Mannit: zuckerähnliche Substanz. Chemisch ist Mannit ein Zuckeralkohol wie ➤Sorbit und wird u. a. als Süßmittel für Diabetiker und als Abführmittel verwendet.

Manometer: Druckmeßgerät.

manuell: mit der Hand.

manuelle Therapie: Behandlung mit den Händen. Mit speziellen Handgrifftechniken werden vor allem Beschwerden am Bewegungsapparat behandelt. Zur manuellen Therapie, die in vielen Volksheilkunden enthalten ist, gehören Chiropraktik und Osteopathie. Systematisch erfaßt und weiterentwickelt wurde diese Behandlungsform in Amerika.

Manus: lat. Hand.

maskulin: männlich.

Mastektomie: operative Entfernung der weiblichen Brust, Brustamputation.

Mastitis: Brustdrüsenentzündung.

Mastodynie: Gefühl der Spannung und Schwellung in der Brust, meist hervorgerufen durch Hormonschwankungen während des ➤Zyklus.

Masturbation: Selbstbefriedigung der sexuellen Lust durch Reizung mit der Hand. Masturbation ist weiter verbreitet, als man früher annahm. Geschichten von körperlichen oder seelischen Folgeschäden haben sich als unwahr erwiesen.

Mastzellen: Zelltyp, der viel ➤Histamin oder andere, einen Entzündungsprozeß unterhaltende Stoffe enthält bzw. bildet. Mastzellen spielen bei allergischen oder entzündlichen Reaktionen eine Rolle.

Maximaldosis: größte Menge eines Arzneistoffes, die eingenommen werden darf, z. B. an einem Tag. Die Maximaldosis wird oft im Beipackzettel angegeben.

Media: mittlere Schicht der Gefäßwände, besteht aus Muskulatur.

Mediatoren: körpereigene Stoffe, die wie Hormone wirken. Der Organimus produziert in vielen Geweben oder Zellen verschiedene Mediatoren, die verschiedene Prozesse und Abläufe regulieren. Bei Verletzungen schütten z. B. ➤Mastzellen den Mediator ➤Histamin aus, der für viele Entzündungsreaktionen verantwortlich ist.

Medikation: Die Verordnung bzw. Einnahme von Arzneimitteln.

Medulla: Mark, z. B. Rückenmark.

mega: gr. groß.

Megalomanie: Größenwahn.

M

Melanin: dunkle Farbstoffe, Pigmente. Melanin ist u. a. für die Färbung von Haut, Haaren und der Iris zuständig. Längere Sonneneinstrahlung regt die melaninbildenden Zellen (Melanozyten) zu gesteigerter Produktion an: Die Haut bekommt ihre charakteristische Bräune.

Melanom: eine Geschwulst der Haut, Tumor.

mellitus: honigsüß.

Membran: dünne Haut, zarte Haut, Begrenzung.

Menarche: erstes Auftreten der Regelblutung. Bei mitteleuropäischen Mädchen tritt die Menarche meist im Alter zwischen 13 und 14 Jahren auf.

Meningitis: Entzündung der Hirnhäute, meist ausgelöst durch Bakterien oder Viren. Eine bakterielle Meningitis ist weitaus gefährlicher als eine virale Meningitis. Bekannt ist eine Meningitis auch als Begleiterkrankung einer infektiösen Allgemeinerkrankung, z. B. bei ➤Lyme-Borreliose.

Meniskus: scheibenförmiger, halbmondartiger Knorpel im Kniegelenk. In jedem Kniegelenk verbessern zwei Menisken die Paßform zwischen Oberschenkel- und Schienbeinknochen. Bei Verdrehen des Gelenks kann ein Meniskus einreißen. Der Innenmeniskus ist häufiger betroffen als der Außeneniskus. Bei einer Operation wird die eingerissene Stelle des Meniskus entfernt und geglättet. Heute versucht man, noch intakte Teile des Meniskus zu erhalten, um den Gelenkverschleiß zu verringern.

Menopause: Zeitpunkt der letzten Regelblutung. Die Menopause tritt meist zwischen dem 45. und 52. Lebensjahr ein (siehe ➤ Klimakterium).

Menorrhagie: verlängerte Regelblutung.

Menses/Menstruation: monatliche Regelblutung, Periode. Die Gebärmutterschleimhaut wird im Monatsrhythmus auf eine Schwangerschaft vorbereitet. Wenn die Frau im letzten Zyklus nicht schwanger geworden ist, stößt der Körper mit der Menstruation die auf eine Schwangerschaft vorbereitete Gebärmutterschleimhaut ab. Die Menstruation findet nur während der fruchtbaren Jahre der Frau statt.

Mentalität: seelisch geistige Einstellung.

Mentha piperita: Pfefferminzpflanze, enthält ➤ ätherisches Öl. Mentha piperita wird bei Magen-Darm-Beschwerden eingesetzt.

Menthol: Bestandteil des Pfefferminzöls mit starker hautreizender Wirkung (Kühleffekt). Menthol findet z. B. als Zusatz in vielen Einreibungen für Sportverletzungen Verwendung.

Metabolisierung: Umbau von z. B. Arzneistoffen in der Leber, um sie ausscheiden zu können. Im weitesten Sinne handelt es sich bei der Metabolisierung um einen Stoffwechselvorgang.

Metabolismus: Stoffwechsel. Dazu gehören sämtliche Vorgänge, mit denen der Körper Stoffe auf- oder abbaut.

Metastasen: Tochtergeschwülste von Tumoren. Metastasen entstehen aus bösartigen Zellen, die durch den Körper wandern und sich an anderer Stelle ansiedeln.

Meteorismus: Blähungen, übermäßige Ansammlung von Gasen im Magen-Darm-Trakt.

Methanol: einfachster Alkohol, nicht zum Trinken geeignet. Methanol führt zu Vergiftungen und zum Erblinden.

Migräne: anfallsweise auftretende, oft halbseitige, hämmernde Kopfschmerzen, die Stunden oder auch Tage anhalten können. Migräneattacken sind häufig begleitet von Beschwerden wie Übelkeit, Erbrechen, Licht- und Lärmempfindlichkeit. Die Ursachen von Migräne sind noch nicht endgültig geklärt. Frauen sind häufiger betroffen als Männer. Ererbte Veranlagung spielt nur eine von vielen Rollen. Zwar gibt es klassische Migräneauslöser – etwa Schokolade oder Rotwein – doch jeder reagiert anders. Die Behandlung der Migräne beinhaltet ein Problem: Zwar lindern Schmerzmittel während der Attacken die Beschwerden, doch wer zu oft und zu viel Schmerzmittel nimmt, kann seine Migräne verstärken. Um so wichtiger wird es für jeden Patienten, mittels eines Migräne-Tagebuches seine persönlichen Auslöser zu finden und zu vermeiden.

M

Migration: Wanderung von Zellen oder Fremdkörpern im Organismus, etwa bestimmter Blutzellen.

Mikroben: Kleinstlebewesen, Krankheitserreger wie ➤Bakterien.

Mikrobiologie: Lehre von den Mikroorganismen (Kleinstlebewesen).

Mikrozirkulation: Blutzirkulation in den ➤Kapillaren. Die Mikrozirkulation dient der Versorgung der Gewebe mit Sauerstoff und Nährstoffen und dem Abtransport von Kohlendioxid und Schlackenstoffen.

Miktion: Harnlassen, Blasenentleerung.

Milben: kleine Spinnentiere, die als ➤Parasiten auch auf oder in der Haut leben und Hautkrankheiten verursachen können. Hausstaubmilben leben in Haus- und Bettstaub und lösen oft ➤Allergien aus.

Milchsäure: natürliche Substanz, die im Stoffwechsel entsteht, wenn die Energiegewinnung mittels sauerstoffverbrauchender Prozesse nicht ausreicht. So bildet sich normalerweise in den Muskeln keine Milchsäure. Bei größerer Belastung wird jedoch zusätzliche Enegie durch ➤Gärung gewonnen. Das Endprodukt Milchsäure sammelt sich im Gewebe an und ist wahrscheinlich ein wichtiger Faktor für die Entstehung von Krämpfen und Muskelkater. Milchsäure wird in der Leber abgebaut.

Milchschorf: Säuglingsekzem. Ungefähr ab dem dritten Lebensmonat treten Rötung, Bläschen und kleine Schuppen auf den Wangen auf. Der Milchschorf kann sich über Gesicht, Hals und Kopfhaut ausbreiten.

Mineralokortikoide: Hormone aus der Nebennierenrinde mit besonderer Wirkung auf den Mineralstoffwechsel.

Mineralstoffe: chemische Elemente, die der Organismus benötigt und deshalb regelmäßig mit der Nahrung aufnehmen muß. Mineralstoffe spielen eine entscheidende Rolle für den Wasserhaushalt. Ansonsten hat jeder Mineralstoff seine eigenen Aufgaben. Die wichtigsten Mineralstoffe (Mengenelemente) sind Kalium, Natrium, Kalzium, Magnesium, Phosphor. Mineralstoffe, die der Organismus nur in geringen Mengen benötigt, heißen ➤ Spurenelemente.

Minipille: niedrig dosierte Hormontablette (»Pille«) zur Empfängnisverhütung. Die Minipille enthält ausschließlich ➤ Gestagene.

Miotika: pupillenverengende Mittel. Miotika werden z. B. bei ➤ Glaukom verwendet.

Mischinfektion: eine Erkrankung, die durch mehrere Erreger ausgelöst wird.

Mitralklappe: segelförmige Herzklappe zwischen linkem Vorhof (Atrium) und linker Herzkammer (Ventrikel).

Mitralklappeninsuffizienz: Schlußunfähigkeit der Mitralklappe, häufigster Herzklappenfehler.

Mitralstenose: ein Herzklappenfehler mit Verengung des bei Klappenöffnung entstehenden Durchgangs.

Mittelstrahlurin: ➤ Urin, der nach Wegschütten der ersten »Portion« in einem keimfreien Becher aufgefangen wird. Die erste Urinmenge dient der Durchspülung der Harnwege, damit der Mittelstrahlurin nicht durch Keime der Harnröhre und der Schleimhaut verunreinigt wird. Mittelstrahlurin wird zu Untersuchungszwecken benötigt.

Mobilisation: die Beweglichkeit wieder herstellen, z. B. von einem blockierten Gelenk.

Modifikation: Abwandlung.

Moleküle: aus zwei oder mehr Atomen bestehende Verbindungen.

Monitoring: lückenlose, elektronische Überwachung meist von Risikopatienten. In der Regel werden Herztätigkeit, Atmung und bei Bedarf auch noch andere Körperfunktionen gemessen und aufgezeichnet. Die Ergebnisse können gespeichert und zur Diagnose herangezogen werden.

Monotherapie: Behandlung mit nur einem Arzneistoff im Unterschied zur Behandlung mit einer Kombination von Wirkstoffen.

M

Morbus: lat. »Krankheit«.

Morphologie: Lehre von Bau und Gestalt der Lebewesen und ihrer Organe.

Mortalität: Sterblichkeit pro Jahr, bezogen auf die Gesamtbevölkerung. Die Mortalität ist ein statistischer Wert.

Motilität: Beweglichkeit, Bewegungsvermögen. Die Motilität, z. B. des Magens oder des Darmes, wird nicht willentlich gesteuert.

Motorik: willkürliche, also vom Bewußtsein gesteuerte Bewegungsvorgänge wie z. B. Gehen.

Mucilago: Schleim.

mukoid: schleimähnlich.

Mukolytika: Substanzen, die den Bronchialschleim verflüssigen und das Abhusten erleichtern.

Mukopolysaccharide: Bestandteile der Bindegewebsstruktur. Sie tragen zum Aufbau und Zusammenhalt der Kollagenfasern bei.

Mukosa: Schleimhaut. Viele Körperhöhlen und Hohlorgane – z. B. Atemwege, Magen, Darm und Scheide – sind innen mit einer Mukosa ausgekleidet. Die Mukosa sondert ständig eine Flüssigkeit ab und hält sich dadurch selbst feucht und gleitfähig; außerdem trägt die Mukosa zur Abwehr von Krankheitserregern bei.

Multimorbidität: gleichzeitiges Leiden an mehreren Krankheiten.

multipel: vielfach.

Multiple Sklerose: kurz »MS« genannt. Nervenkrankheit, bei der die Weiterleitung der Reize auf der Nervenbahn gestört ist. Die Ursachen sind noch nicht endgültig geklärt: Wahrscheinlich bringt eine Virusinfektion das Immunsystem dazu, die Umhüllung der eigenen Nerven zu zerstören. Deswegen zählt man MS zu den ➤ Autoimmunkrankheiten. Meist tritt MS schubweise auf. Die Beschwerden sind vielfältig. Sie reichen von Müdigkeit und Schwäche bis hin zu Lähmungen, je nachdem welche Nervenbereiche geschädigt sind.

Mundflora: Gesamtheit der Bakterien, die den Mund- und Rachenraum besiedeln. Im Normalfall stehen die Bakterien in einem gesunden Gleichgewicht. Bei Krankheiten können sich jedoch bestimmte Bakterien stark vermehren und die Mundflora krankhaft beherrschen.

muscularis: zum Muskel gehörend.

Muskelatrophie: Muskelschwund. Eine Muskelatrophie tritt z.B. nach längerem Nichtgebrauch der Muskeln auf, wenn eine Extremität etwa nach einer Verletzung längere Zeit ruhiggestellt war. Benutzung, d.h. Training, baut den Muskel wieder auf.

Muskelkontraktion: Zusammenziehen des Muskels, gefolgt von einer Erschlaffungsphase (Ausnahme: Krampf). Jede Bewegung oder Kraftentfaltung beruht auf Muskelkontraktionen.

Muskelpumpe: auch Muskel-Venen-Pumpe genannt. Bei jedem Schritt zieht sich die Wadenmuskulatur zusammen, preßt auf die ➤ Venen und unterstützt so den Rückfluß des Blutes gegen die Schwerkraft aus den Beinen zum Herzen.

Muskelrelaxanzien: Arzneistoffe, die die übermäßige Anspannung des Muskels und damit Verspannungen lösen bzw. bessern. Muskelrelaxanzien wirken auf das ➤ zentrale Nervensystem und können deshalb müde und benommen machen. Deshalb dürfen Patienten nach Einnahme von Muskelrelaxanzien nicht Auto fahren.

Muskelruptur: Muskelriß.

muskulär: den Muskel betreffend.

Info

Die Menge macht's

Nehmen Sie immer genau die Menge Arzneimittel ein, die die Packungsbeilage, der Arzt oder der Apotheker empfiehlt. Die Empfehlung kommt nämlich nicht von ungefähr: In langwierigen Versuchen haben Wissenschaftler getestet, welche Menge die beste Wirkung erzielt. Von diesen Ergebnissen können Sie nur profitieren.

M

Mutterkorn: vor allem auf Roggen, aber auch auf anderen Getreidearten vorkommende, dauerhafte Form eines schmarotzenden Pilzes. Bevor man wußte, daß Mutterkorn giftig ist, wurde es häufig mitverzehrt und konnte Vergiftungserscheinungen auslösen (➤Ergotismus). Heute besteht dank spezieller Reinigungsverfahren des Getreides kaum noch Gefahr. Allerdings: Im Zuge der Ökowelle und der Selbstherstellung von Mehl und Müsli aus ungereinigtem Getreide wird der Verzehr von Mutterkorn wieder häufiger beobachtet. Seine Inhaltsstoffe werden bei der Herstellung von einigen Arzneimitteln eingesetzt.

Myalgie: Muskelschmerz.

Myasthenie: eine krankhafte Muskelschwäche.

Mydriasis: übermäßige Pupillenerweiterung.

Mydriatika: pupillenerweiternde Arzneistoffe.

Mykoplasmen: Bezeichnung für eine Gruppe von Bakterien, die verschiedene Entzündungen auslösen können.

Mykose: durch Pilzbefall hervorgerufene Erkrankung. Eine Mykose kann sich im Inneren des Organismus entwickeln, etwa im Verdauungstrakt. Manchmal entsteht eine Mykose nach einer Behandlung mit ➤Antibiotika. Eine Mykose kann allerdings auch auf der Körperoberfläche entstehen, etwa auf der Haut.

Myogelose: knotenförmige Verhärtung im Muskelgewebe, bei Druck schmerzhaft.

Myokard: Muskelwand des Herzens, mittlere Herzwandschicht.

Myokardinfarkt: siehe ➤Herzinfarkt.

Myokarditis: entzündliche Erkrankung des Herzmuskels.

Myom: gutartige Geschwulst aus Muskelgewebe in der Gebärmutter. Mögliche Beschwerden können sein: Menstruationsschmerzen, Blutungsstörungen, Schmier- und Dauerblutungen. Solange Myome keine oder nur wenig Beschwerden verursachen, müssen sie nicht behandelt werden. Bei starken Beschwerden werden Myome operativ entfernt.

Myxödem: Unterfunktion der Schilddrüse mit Anreicherung schleimiger Substanzen in Leder- und Unterhaut.

N

Nagelexcision: Herausschneiden eines Teils des Nagels, z.B. nach Einwachsen.

Nagelextraktion: Entfernen eines Nagels.

Narkolepsie: zwanghafte Schlafanfälle während des Tages, willentlich nicht zu verhindern.

Narkose: durch verschiedene Substanzen hergestellter künstlicher Schlaf mit Bewußtseinsverlust; Anwendung bei Operationen. Je nach Dauer und Art der Operation gibt es verschiedene Arten von Narkose.

Narkotika: Arzneistoffe, die eine Narkose auslösen; verschiedene Anwendungen, z.B. Einatmen oder Spritzen.

Narzißmus: Verliebtheit in den eigenen Körper.

nativ: natürlich, unverändert.

Natriumbicarbonat: doppelt kohlensaures Natron, Hausmittel gegen Magenübersäuerung.

Nausea: Übelkeit.

Nävus: Muttermal. Ein Nävus ist entweder angeboren oder tritt erst später auf. Es handelt sich um eine scharf begrenzte Fehlbildung der Pigmentzellen und/oder der Haut. Meist ist ein Nävus verfärbt, manchmal auch behaart. Im Prinzip ist ein Nävus eine rein kosmetische Frage, es bedeutet keine gesundheitliche Gefahr. Ändert sich jedoch plötzlich das Aussehen, beginnt das Muttermal zu wachsen oder zu bluten, muß es auf jeden Fall sofort vom Arzt untersucht werden. Denn in einigen Fällen kann ein Nävus zu einem ➤ malignen Melanom entarten.

Nebenniere: kleine Drüse, die ➤ Hormone produziert und direkt in den Blutkreislauf abgibt. Die Nebenniere unterteilt sich in die äußere Nebennierenrinde und das innere Nebennierenmark. Erkrankungen der Nebenniere stören die Hormonproduktion und können deshalb starke Auswirkungen auf den Organismus haben.

Nebenwirkungen: unerwünschte Wirkungen eines Arzneistoffes, die neben der erwünschten Hauptwirkung des Arzneimittels auftreten können. Auch pflanzliche Präparate und Naturheilmittel können Nebenwirkungen haben. Im Beipackzettel eines Medikaments stehen oft lange Listen von möglichen Nebenwirkungen. Das bedeutet aber nicht, daß diese auch auftreten müssen. Aufgeführt werden sie, weil der Gesetzgeber aus Gründen der Arzneimittelsicherheit verlangt, jede auch nur einmal registrierte Nebenwirkung in der Packungsbeilage anzugeben. Mögliche Nebenwirkungen sind kein guter Grund, ein wichtiges Medikament nicht oder nur geringer dosiert einzunehmen. Sie machen allerdings deutlich, daß vor jeder Einnahme grundsätzlich Nutzen und Risiko gegeneinander abgewogen werden müssen. Beispiel: Vor der Einnahme eines (verordneten oder selbst gekauften) Schmerzmittels sollte immer überlegt werden, ob die schmerzlindernde Wirkung mehr wert ist als das mögliche, vielleicht auch seltene Risiko einer der angegebenen Nebenwirkungen.

Nekrose: Absterben von Gewebezellen. Verschiedene Ursachen sind möglich: Duchblutungsstörungen, Einwirkung von extremer Hitze oder Kälte, Infektionen, Chemikalien oder Strahlen.

Nephritis: Nierenentzündung.

Nephrologie: Wissenschaft von den Nieren und ihren Erkrankungen.

Nephron: »Filter«-Einheit in der Niere. Jede Niere enthält etwa 1 Million Nephronen. Im Nephron werden die Abfallstoffe aus dem Blut gefiltert und in den Harn abgegeben, Salz und Wasser werden zurückgewonnen. Somit ist jedes Nephron an der Regulierung des wichtigen Mineral- und Wasserhaushalts beteiligt.

Nephropathie: Oberbegriff für Erkrankungen der Nieren. Der Begriff wird vor allem für Nierenkrankheiten verwendet, die nicht auf einer Entzündung beruhen.

Nephrotisches Syndrom: Sammelbegriff für Beschwerden, die auf einer Schädigung des »Filters« im ➤Nephron beruhen. Folgen sind Ausscheidung von Eiweiß mit dem Urin, Eiweißmangel im Blut und Wasseransammlung im Gewebe.

nephrotoxisch: giftig für die Nieren.

neural: durch Nerven bedingt.

Neuralgie: Schmerzen, die durch die Reizung oder Schädigung eines Nerven zustande kommen. Eine Neuralgie ist auf das Ausbreitungsgebiet des betroffenen Nerven beschränkt.

Neuritis: Nervenentzündung, z.B. durch Bakterien hervorgerufen. Ein Beispiel für eine durch Viren ausgelöste Neuritis ist die Gürtelrose.

Neurodermitis: ekzemartige Hauterkrankung, die mit quälendem Juckreiz und offener krustiger Haut einhergeht. Der starke Juckreiz verführt zum Kratzen, was die Haut zusätzlich schädigt und die Krankheit erhält. Neurodermitis tritt oft schon in der Kindheit auf. Neben erblicher Veranlagung spielen wahrscheinlich Ernährung und Umweltfaktoren eine Rolle.

Neuroleptika: eine Untergruppe der ➤Psychopharmaka.

Neurologie: Lehre von den Nerven und ihren Krankheiten.

Neurose: psychische erworbene Störung, die nicht auf einer organischen Erkrankung des Nervensystems oder des Gehirns beruht. Meist liegt ein unverarbeiteter seelischer Konflikt zugrunde. Wohlbefinden deutlich beeinträchtigt. Abhilfe möglich durch Psycho- oder Verhaltenstherapie.

Nidation: Einnisten des befruchteten Eies in der Schleimhaut der Gebärmutter.

Niederdrucksystem: Abschnitt des Kreislaufs, in dem nur ein geringer Blutdruck vorliegt. Niederdrucksystem bezeichnet den venösen im Gegensatz zum arteriellen Kreislauf (Hochdrucksystem). Das Hochdrucksystem enthält aber nur 15 % der gesamten Blutmenge, beim Erwachsenen etwa 1 l Blut, das Niederdrucksystem dagegen enthält 85 %. Der niedrige Druck ermöglicht beispielsweise den Stoffaustausch zwischen Blut und Gewebe. Arterienwände sind sehr muskulös und übernehmen den Blutdruck vom Herzen.

Nierenarterienstenose: Verengung der blutversorgenden Gefäße der Niere. Eine Nierenarterienstenose ist gefährlich, da die Nierentätigkeit beeinträchtigt und ein Nierenschaden möglich wird.

Niereninsuffizienz: eingeschränkte, verminderte Fähigkeit der Nieren, ihre Aufgabe zu erfüllen. Eine Niereninsuffizienz kann sich langsam zum ➤ Nierenversagen entwickeln.

Nierenversagen: Verlust der Nierenfunktionen. Die Nieren filtern nicht mehr alle mit dem Harn auszuscheidenden Stoffe aus dem Blut, die Regulierung des Mineral- und Wasserhaushalts bricht zusammen. Nierenversagen kann plötzlich auftreten oder sich langsam aus einer ➤ Niereninsuffizienz entwickeln. In jedem Fall ist sofort ärztliche Hilfe notwendig!

nodulär: knötchenförmig.

Nodus: lat. Knoten.

normoton: Ein normaler Blutdruck liegt vor.

Nosode: ➤ homöopathisches Arzneimittel, das aus kranken Körpertei-

Info

Selbstmedikation – das sind die Grenzen

Nicht bei jedem Schnupfen muß man gleich zum Arzt. Einiges läßt sich selbst behandeln, doch erfordert das vom Patienten viel Verantwortungsgefühl.

■ Behandeln Sie nur leichtere Befindlichkeitsstörungen selbst. Schwere Erkrankungen gehören in ärztliche Behandlung.

■ Therapieren Sie nur selbst, wenn die Ursache der Störung bekannt ist.

■ Nehmen Sie nicht irgendein Mittel. Wenn Sie Medikamente brauchen, lassen Sie sich gründlich vom Apotheker beraten. Dieser Service ist kostenlos.

■ Wenn Sie nach drei Tagen keine deutliche Besserung spüren, sind die Grenzen der Selbstmedikation erreicht. Wer jetzt noch weiter an sich herumlaboriert, geht ein hohes Risiko ein, die Krankheit zu verschleppen. Nur der Arzt kann klären, ob nicht vielleicht doch eine ernsthafte Erkrankung hinter Ihren Beschwerden steckt.

len hergestellt wird. Verdünnt hilft es bei der Heilung derjenigen Krankheit, aus deren Produkten es gewonnen wurde.

Noxe: Schadstoff, krankheitsauslösende Ursache. Als Noxen können verschiedene Stoffe oder Zustände wirken, z. B. eine Säure, Hitze.

NSAR: Abkürzung für »nicht-steoridale-Antirheumatika«. NSAR sind Medikamente, die Schmerzen lindern, Entzündungen und Schwellungen abklingen lassen. NSAR werden z. B. bei Rheuma eingesetzt. Sie können die Krankheit nicht heilen, aber die Beschwerden bessern.

Nutrition: Ernährung.

NYHA: Abkürzung für »New York Heart Association«. Diese Organisation hat eine Einteilung der Schweregrade bei ➤ Herzinsuffizienz verfaßt.

Nykturie: vermehrtes nächtliches Harnlassen.

Nystagmus: unwillkürliches, schnelles Augenzucken.

O

Obsession: Zwangsvorstellung, Besessenheit.

obsolet: veraltet, nicht mehr gebräuchlich.

Obstipation: Verstopfung bzw. kein Stuhlgang. Maßstab ist nicht täglicher Stuhlgang, sondern dreimal in der Woche gilt noch als normal. Von Obstipation spricht der Arzt also erst, wenn der Betroffene länger als drei Tage keinen Stuhlgang hatte. Ist die Obstipation nicht auf eine Krankheit zurückzuführen, sollte nicht gleich zu ➤Laxanzien gegriffen werden. Zuerst natürliche Maßnahmen ausprobieren: ballaststoffreiche Ernährung, viel Flüssigkeitsaufnahme, ausreichend Bewegung.

Obstruktion: Verschluß, z. B. eines Blutgefäßes oder eines ➤Bronchialastes.

Obstruktive Atemwegserkrankung: Atemstörung durch Verengung der ➤Bronchialäste, etwa bei ➤Bronchitis oder Bronchialasthma. Bei einer obstruktiven Atemwegserkrankung gelangt weniger Luft als normal in die Lungen, der Patient wird u. a. kurzatmig.

Oculus: lat. Auge.

Ödem: Ansammlung von Flüssigkeit im Gewebe, Schwellung. Ein Ödem geht mit Schmerzen und Spannungsgefühl einher. Das betroffene Gewebe wird schlechter mit Sauerstoff und Nährstoffen versorgt, Abfallprodukte werden möglicherweise nicht mehr ausreichend abtransportiert. Verschiedene Ursachen sind möglich: Herzinsuffizienz, eingeschränkte Nieren- oder Leberfunktion, Venenerkrankungen.

Odontologie: Zahnheilkunde.

Okklusion: fester Abschluß. Ein Okklusionsverband ist beispielsweise ein fest abschließender und schützender Verband, der keinen Druck ausübt.

okkult: verborgen, z. B. okkultes Blut im Stuhl (siehe auch ➤ Hämoccult).

Oleum: Öl, z. B. in der Kosmetik eingesetzte Öle wie Mandelöl.

Onanie: sexuelle Selbstbefriedigung (siehe auch ➤ Masturbation).

Onkologie: Lehre von den Geschwulstkrankheiten, also die Lehre von ➤ Krebserkrankungen.

Onycholysis: Ablösung der Nagelplatte vom Nagelbett. Mögliche Ursachen: Infektionen, Verletzungen, regelmäßiger und langer Kontakt mit Wasser und Reinigungsmitteln.

Onychoschisis: schichtweises Auf- und Absplittern der Nägel parallel zur Nageloberfläche.

Onychose: Nagelerkrankung, Veränderung der Zehen- oder Fingernägel.

operabel: mit einer Operation behandelbar.

Ophthalmika: Augenheilmittel.

Ophthalmologie: Lehre von den Augen und ihren Erkrankungen.

Opiate: Betäubungsmittel, die dem ➤ Opium (Rauschgift) chemisch verwandte Substanzen enthalten. Opiate sind sehr stark wirkende Schmerzmittel, die Sucht erzeugen, und fallen daher unter das ➤ Betäubungsmittelgesetz.

Opium: getrockneter Saft des Schlafmohns. Opium wurde früher als starkes Schmerzmittel verwendet. Opium wird nach wie vor als Rauschgift mißbraucht.

Optikusatrophie: Schwund oder Verkümmerung des Sehnerven als Folge einer Erkrankung.

oral: zum Mund gehörend, durch den Mund. Viele Medikamente werden oral eingenommen, d.h., sie werden geschluckt oder getrunken.

Orbita: Augenhöhle und Augapfel.

Orchis: Hoden.

Orchitis: Entzündung des Hodens.

Ordination: 1. Sprechstunde des Arztes; 2. Verordnung eines Arzneimittels.

organische Krankheiten: Erkrankungen, die auf Veränderungen bzw. Funktionsstörungen eines Organs beruhen; Beispiel: ➤Arteriosklerose beruht auf Durchblutungsstörungen. Organische Krankheiten werden von psychischen Krankheiten und von funktionellen Störungen unterschieden; letztere sind objektiv vorhanden, obwohl keine organische Störung nachgewiesen werden kann.

O

organische Stoffe: Substanzen, die sich chemisch alle vom Kohlenstoff ableiten lassen und die Basis der belebten Natur darstellen (im Unterschied zu anorganischen Stoffen).

Orthopädie: Lehre von Form, Funktion, Erkrankungen und Behandlung des Bewegungsapparates; Teilgebiet der Medizin, Facharztrichtung.

Orthostase: aufrechte Körperhaltung.

Os: lat. Knochen, Bein.

Osmose: Durchtreten einer Flüssigkeit oder eines Gases durch eine feinporige Haut (➤Membran), die zwei Flüssigkeiten oder Gase voneinander trennt. Der Begriff Osmose beschreibt den typischen Vorgang zwischen zwei Körperflüssigkeiten, die durch eine Zellmembran getrennt sind.

Ösophagus: Speiseröhre.

Ossifikation: Knochenbildung.

Osteoarthritis: Knochen- und Gelenkentzündung.

Osteochondrose: Degeneration von Knochen und Knorpel im Bereich eines Gelenks.

Osteomalazie: Knochenerweichung infolge mangelhafter Einlagerung von Mineralien. Mögliche Ursachen sind: Mangel an ➤Kalzium, Phosphat, Vitamin D.

Osteomyelitis: akute oder auch chronische Entzündung des Knochenmarks mit verschiedenen Ursachen.

Osteoporose: abnehmende Stabilität der Knochen durch Abbau der Knochenmasse. Eigentlich gehört ein solcher Abbau zum normalen Alterungsprozeß. In zahlreichen Fällen ist der Abbau jedoch zu stark, so daß die Gefahr von Knochenbrüchen deutlich erhöht wird. Osteoporose tritt hauptsächlich bei älteren Frauen auf. Vor den Wechseljahren bremsen die ➤Östrogene die Abbauprozesse, danach entfällt dieser Schutz. Eine Hormonersatzbehandlung kann einer Osteoporose vorbeugen. Richtige Vorbeugung beginnt allerdings schon in der Jugend: viel Bewegung, kalziumreiche Ernährung. Die Veranlagung zu Osteoporose wird vererbt. Ob die Krankheit jedoch tatsächlich ausbricht, ist damit nicht gesagt. Die Behandlung einer Osteoporose ruht auf drei Pfeilern: Medikamente plus Bewegung plus Kalzium. Auch Männer können an Osteoporose erkranken, wenn auch nur selten. Meist liegt die Ursache in langanhaltender Behandlung mit Kortison.

Östrogene: Gruppe weiblicher Geschlechtshormone. Die Östrogene spielen eine wesentliche Rolle bei der Entwicklung normaler weiblicher Sexualität und Fortpflanzungsfähigkeit. Sie werden hauptsächlich in den Eierstöcken gebildet, ihre Konzentration schwankt zyklusabhängig. Auch der männliche Organismus produziert Östrogene, allerdings in sehr viel geringeren Mengen.

Otitis: Ohrenentzündung.

Otitis media: Mittelohrentzündung.

Ovar: Eierstock.

Ovarialhormone: sog. weibliche Geschlechtshormone, die in den ➤Eierstöcken gebildet werden, vor allem ➤Östrogene, ➤Gestagene. In geringen Mengen bilden die Eierstöcke auch männliche Geschlechtshormone.

Ovulation: Eisprung der Frau. Die Ovulation findet etwa in der Mitte des ➤Zyklus statt. Zu diesem Zeitpunkt kann die Eizelle befruchtet werden.

Ovulationshemmer: In der Umgangssprache auch »Anti-Baby-Pille« oder nur »Pille« genannt. Ovulationshemmer sind Medikamente, die weibliche Geschlechtshormone enthalten und den Eisprung und damit die Möglichkeit einer Schwangerschaft verhindern (siehe auch ➤ Kontrazeption).

Oxidation: chemischer Prozeß, der nur bei Anwesenheit von Sauerstoff abläuft. Auch im Stoffwechsel finden viele Oxidationen statt.

P

Pädiatrie: Kinderheilkunde.

Palpation, Palpieren: Untersuchung durch Abtasten und Fühlen.

Panaritium: Nagelgeschwür; Entzündung von Nagelfalz und Nagelbett.

Pankreas: Bauchspeicheldrüse. Das Pankreas produziert Verdauungssäfte – etwa 1 bis 1 1/2 Liter am Tag. Seine ➤ Enzyme tragen wesentlich zur Verdauung von Eiweiß, Fetten und Kohlenhydraten bei. Außerdem bildet das Pankreas in speziellen Zellen ➤ Hormone zur Regulierung des Blutzuckers, etwa ➤ Insulin. Störungen führen zu ➤ Diabetes mellitus.

Pankreasinsuffizienz: Schwäche der Bauchspeicheldrüse; hierbei werden nicht genug Verdauungsenzyme gebildet, und es kommt zu Verdauungsstörungen.

Pankreatitis: Entzündung der Bauchspeicheldrüse.

Pantothensäure: Vitamin, das in der Medizin für die Pflege von Haut und Haaren und zur Unterstützung der Wundheilung eingesetzt wird. Deshalb ist Pantothensäure in einigen Salben, Cremes und Lotionen enthalten. Äußerlich aufgetragen, dringt es bis in tiefere Schichten vor und kann dort seine Wirkung entfalten. Da Pantothensäure in vielen Nahrungsmitteln vorkommt, tritt nur selten Mangel auf.

Panzytopenie: Verminderung von Blutkörperchen.

Papaver somniferum: Schlafmohn, Ausgangspflanze für ➤ Opium.

Papula: lat. Papeln bzw. Pusteln. Kleine entzündete Knötchen in der Haut, die nach der Heilung eine Narbe hinterlassen.

Paraffin: Substanz aus Kohlenwasserstoff. Verwendung als Salbengrundlage, früher in gereinigter flüssiger Form auch als Abführmittel.

Paralyse: vollständige Lähmung.

Paranoia: Wahnsinn, Geisteskrankheit. Umgangssprachlich oft Verfolgungswahn genannt.

Parasiten: wörtlich »Schmarotzer«. Parasiten sind Lebewesen, die auf oder in einem anderen Organismus – Wirt genannt – leben. Parasiten ziehen daraus ihren Nutzen, ihrem Wirt schaden sie. Oft lösen sie schwere Krankheiten aus. Für den Menschen wichtige Parasiten sind einige Protozoen, Würmer, Läuse, Zecken, Milben. Auch Viren und Bakterien gehören strenggenommen zu den Parasiten. Abgrenzen muß man Parasiten von Lebewesen, die in ➤ Symbiose mit ihrem Wirt leben: Hier zieht auch der Wirt Vorteile aus dem Zusammenleben mit dem Symbionten (Beispiel Darmflora).

Parasympathikus: Nervenbahnen des ➤ vegetativen, unabhängig von Willen und Bewußtsein arbeitenden Nervensystems. Der Parasympathikus ist der Gegenspieler des ➤ Sympathikus. Gemeinsam regeln sie die unbewußten Funktionen von Organen, Drüsen und anderen Geweben.

Parasympatholytika: Arzneistoffe, die die Reizübertragung bzw. Weiterleitung an den parasympathischen Nervenbahnen hemmen. Dazu gehört z. B. das pupillenerweiternde ➤ Atropin. Außerdem werden Parasympatholytika u. a. bei Bronchialkrämpfen, Krämpfen von Magen und Darm angewendet.

Parasympathomimetika: Stoffe, die an den Erfolgsorganen dieselbe Wirkung erzielen wie eine ungehinderte Reizung der parasympathischen Nervenbahnen. Parasympathomimetika sind die Gegenspieler der ➤ Parasympatholytika.

Parathormon: in den Nebenschilddrüsen gebildetes Hormon, das den Stoffwechsel von Kalzium beeinflußt.

parenteral: unter Umgehung des Magen-Darm-Kanals. Manche Medikamente werden parenteral verabreicht. Die Substanzen werden dann entweder direkt in die Vene, in die Muskulatur oder unter die Haut gespritzt. Auch Infusionen dienen der parenteralen Verabreichung.

Parese: teilweise Lähmung.

Parkinson-Krankheit: »Schüttellähmung«, vor allem im Alter vorkommende Gehirnerkrankung. Männer sind häufiger betroffen als Frauen. Bei der Parkinson-Krankheit gehen mit der Zeit Gehirnzellen und Gehirnregionen zugrunde, die Konzentration des Botenstoffes ➤Dopamin erhöht sich krankhaft. Die Muskelspannung steigt an, und der Patient verliert die Kontrolle über seine Muskeln und seine Bewegung. Meist beginnt die Parkinson-Krankheit mit Handzittern, später wird der ganze Körper steif, schwach und beginnt zu zittern. Der Gang wird schlurfend und unsicher. Erst später wird der Geist betroffen. Obwohl die Parkinson-Krankheit bisher unheilbar ist, kann eine geeignete Behandlung die Beschwerden mildern und ein Fortschreiten der Erkrankung verlangsamen. Neben Medikamenten helfen Krankengymnastik und seelische Betreuung, die Lebensqualität der Patienten zu verbessern.

Info

Durchfall kann Arzneiwirkung verringern

Bei Durchfall werden geschluckte Medikamente schnell wieder aus dem Körper befördert – oft so schnell, daß der Körper keine ausreichende Menge aufnehmen kann. Möglicherweise ist also die Wirkung geschwächt, z. B. bei der Anti-Baby-Pille. Auf sie ist in dieser Zeit nicht unbedingt Verlaß.

Parodontitis: entzündliche Erkrankung des Zahnfleisches und der Strukturen, die die Zähne halten. Meist wird die Parodontitis durch bakterielle Zahnbeläge ausgelöst. Entstehung: Mangelnde Mundhygiene führt zur

Zahnfleischentzündung, die das Zahnfleisch schädigen kann. Zwischen den Zähnen und dem Zahnfleisch bilden sich Taschen, in denen sich Speisereste, bakterienhaltiger Zahnbelag und Zahnstein sammeln. Diese Bakterien schädigen das Zahnfleisch und den Kieferknochen, der die Zähne hält. Unbehandelt kann Parodontitis zum Zahnausfall führen. Die beste Vorbeugung sind regelmäßiges, gründliches Zähneputzen und regelmäßige Entfernung von (bakteriellem) Zahnstein.

Parodontose: nicht entzündliche Erkrankung des Zahnbettes.

Paronychie: schmerzhafte Entzündung des Nagelwalls, durch kleine Verletzungen ausgelöst; oft mit Eiterbildung.

Parotis: Ohrspeicheldrüse.

Parotitis epidemica: Mumps, Ziegenpeter. Viruserkrankung, die eine nicht entzündliche Schwellung der Ohrspeicheldrüse verursacht. Die Krankheit wird durch ➤ Tröpfcheninfektion oder ➤ Schmierinfektion übertragen. Impfung möglich.

paroxysmal: in Anfällen auftretend. Paroxysmale Tachykardie bedeutet anfallsweises Herzrasen.

Pastillen: kleine tablettenartige Arzneien, häufig zum Lutschen.

Patella: Kniescheibe.

pathogen: krankmachend, krankheitsauslösend. Beispiel: Bakterien, die Krankheiten hervorrufen, werden pathogen genannt.

Pathogenese: Entwicklung einer Krankheit; Vorgänge und Umstände, die eine Krankheit haben entstehen lassen.

Pathologie: Lehre von den Krankheiten und ihren Ursachen.

Peak-Flow: größte Atemstromstärke, die bei schnellem und kräftigem Ausatmen erzielt werden kann. Der Peak-Flow wird im Rahmen der ➤ Lungenfunktionsprüfung gemessen. Da verengte Atemwege den Luftdurchstrom behindern, ist der Peak-Flow ein Maß für die Verengung: Je kleiner der Peak-Flow, um so weniger

Liter Luft können pro Sekunde ausgeatmet werden und um so stärker sind die Atemwege verengt. Der Peak-Flow dient u. a. dazu, bei Asthmapatienten die Wirkung der Medikamente zu kontrollieren.

Pearl-Index: Abkürzung PI; Maß für die Sicherheit einer Verhütungsmethode. Der PI gibt die Zahl der ungewollten Schwangerschaften an, die pro Jahr auftreten bei 100 Frauen, die mit der entsprechenden Methode verhüten.

pectoral, pectoralis: zur Brust gehörend.

Pedes: lat. Füße.

P

Pedikulose: Befall der Haut mit Läusen.

Pektine: Stoffe, die in Pflanzen vorkommen, z. B. auch in Obst. Pektine lassen Fruchtmus (Marmelade) gelieren. Medizinisch werden Pektine gegen ➤ Durchfall verwendet.

Pellagra: Vitamin-B_2-Mangelkrankheit. Pellagra kommt vor allem in Entwicklungsländern vor. Als Symptome gelten z. B. Hauterscheinungen, Magen-Darm-Störungen.

Pelvis: Becken. Man unterscheidet kleines (minor) und großes (major) Becken.

Pemphigus: wörtlich »Blasensucht«. Hauterkrankung, bei der auf unveränderter Haut Blasen verschiedener Größe entstehen. Die Blasen sind mit Flüssigkeit gefüllt, platzen und hinterlassen Krusten.

penetrieren: ein-, durchdringen.

Penizillin: erstes ➤ Antibiotikum, aus den Stoffwechselprodukten eines Schimmelpilzes gewonnen. Der Entdecker *Alexander Fleming* (London, 1928) leitete damit ein neues Kapitel in der Geschichte der Medizin ein, da nun erstmals Krankheitserreger – aber nur Bakterien – bekämpft werden konnten, die bis dahin oft zum Tod geführt hatten. Manche Menschen haben eine ➤ Allergie gegen Penizillin entwickelt, die Behandlung mit Penizillin kann in diesen Fällen gefährlich werden. Im Krankheitsfall müssen unbedingt andere Antibiotika eingesetzt werden! Informieren Sie den Arzt.

Penis: männliches Glied.

Pepsin: Verdauungsenzym des Magensaftes, das zum Eiweißabbau gebraucht wird.

Peptide: Aminosäuren, Eiweißstoffe.

Perforation: Durchbruch, etwa der Magenwand durch ein weit fortgeschrittenes Magengeschwür.

Perfusion: Durchströmen, etwa eines Organs mit Blut.

peri-: Vorsilbe mit der Bedeutung »umgebendes«, »umhüllendes«. Z.B. ➤Perikard: Herzbeutel.

Periduralanästhesie: Lokalanästhesie. Dabei wird das Narkosemittel in die Umgebung des Rückenmarks gespritzt. Eine Periduralanästhesie ist z. B. gebräuchlich, wenn während der Geburt eines Kindes eine Narkose gegeben wird. Die Periduralanästhesie schaltet dann das Schmerzempfinden des Unterleibs aus.

Perikard: Herzbeutel, bindegewebige Umhüllung des Herzmuskels.

Perikarditis: Entzündung des Herzbeutels.

Perimetrium: Bauchfellüberzug der Gebärmutter.

Perinatalperiode: Zeitraum zwischen dem Ende der 28. Schwangerschaftswoche und dem 7. Lebenstag des Kindes.

Periode: Kreislauf, Zeitabschnitt; Vorgänge, die regelmäßig wiederkehren, z. B. ➤Menstruation.

Periost: Knochenhaut.

Periostitis: Entzündung der Knochenhaut.

peripher: außen, am Rande, in den Außenbereichen, z. B. periphere Blutgefäße.

Peristaltik: fortschreitende, wellenförmige regelmäßige Bewegungen u. a. des Magens, des Darmes und der ableitenden Harnwege. Die Peristaltik im Magen sorgt für die Durchmischung des Speisebreis mit Magensäften, die Peristaltik im Darm bewirkt den Weitertransport bis zum Enddarm. Die Peristaltik verläuft nur zum Teil automatisch. Auch das Volumen des Darminhalts fördert über die Dehnung der Darmmuskulatur die Peristaltik. Daher unterstützt eine ballaststoffreiche Ernährung die Peristaltik und damit den Weitertransport und die Ausscheidung des Darminhalts.

Perkussion: Abhorchen der Körperreaktion nach Klopfen auf die Körperoberfläche. Aus der Art der Geräusche, die der Arzt vom Körper empfängt, kann er Rückschlüsse auf den Zustand der inneren Organe ziehen.

perkutan: durch die Haut, etwa Aufnahme von Salbenwirkstoffen durch die Haut.

perlingual: durch die Zungenschleimhaut hindurch, z. B. Aufnahme von herzwirksamen Arzneistoffen aus Zerbeißkapseln über die Zungen- und Mundschleimhaut.

permanent: dauernd, bleibend.

permeabel: durchlässig, z. B. ist die Darmwand für bestimmte Arzneistoffe permeabel.

perniziöse Anämie: Blutarmut, die durch Vitamin-B_{12}-Mangel ausgelöst wird. Bestimmte Magenschleimhautveränderungen bewirken, daß das Vitamin aus der Nahrung nicht mehr richtig aufgenommen wird. Ohne ausreichend Vitamin B_{12} kann jedoch das Knochenmark nicht mehr genug rote Blutkörperchen bilden.

peroral: Aufnahme durch den Mund, etwa von Arzneistoffen.

persistierend: hartnäckig, anhaltend, z. B. anhaltende Verstopfung.

Perspiration: Hautatmung und Wasserverlust über die Haut. Entweder ohne (unabhängig von der Außentemperatur $^1/_2$ bis 1 Liter pro Tag) oder mit Beteiligung der Schweißdrüsen.

Pertussis: Keuchhusten. Durch Bakterien übertragene Infektionskrankheit mit typischen Hustenanfällen. Die Krankheit tritt hauptsächlich im Säuglings- oder Vorschulalter auf. Die Ansteckung geschieht durch winzige Tröpfchen, die beim Husten ausgeschieden und von anderen eingeatmet werden (➤ Tröpfcheninfektion). Die Krankheit kann recht schwer verlaufen und hält sich über viele Wochen. Ist sie ausgeheilt, so besteht ➤Immunität, die sich allerdings im Laufe von Jahrzehnten verringert. Deshalb ist eine Zweitansteckung im Erwachsenenalter möglich. In den Industrieländern werden die meisten Kinder gegen Pertussis geeimpft.

Perubalsam: natürlicher Stoff in Salben und Hautpflegemitteln. Allergiegefahr!

Perzeption: Wahrnehmung.

Pessar: Ring oder Schale aus Hartgummi oder Kunststoff zur Empfängnisverhütung oder bei Gebärmutterabsenkung.

Pestizide: Sammelbezeichnung für chemische Stoffe zur Vernichtung von schädlichen Tieren (Insektizide) und Pflanzen (Herbizide), Schädlingsbekämpfungsmittel. Wegen möglicher Schädigungen auch des menschlichen Organismus wurden bezüglich der Verwendung von Pestiziden einschränkende Gesetze erlassen.

Petechien: kleine, punktförmige Haut- und Schleimhautblutungen.

Pfortader: große (Leber-)Vene, die das gesamte venöse Blut aus der Bauchhöhle sammelt und zum Herzen zurückführt.

pH: Abkürzung für einen Wert, der den Säuregrad einer Flüssigkeit bzw. deren ➤basischen Charakter beschreibt .

Phagozyten: Freßzellen im Blut, oft auch als »Gesundheitspolizei« bezeichnet. Phagozyten nehmen Bakterien, andere Kleinstorganismen, Zelltrümmer und Fremdkörper in ihr Inneres auf, fressen und verdauen sie.

Phalanx: Finger- bzw. Zehenglied.

Phallus: männliches Glied, Penis.

Phänotypus: äußeres Erscheinungsbild, z. B. äußerliche Ähnlichkeit zwischen Vater und Sohn.

Pharmakodynamik: Lehre vom Einfluß, den Arzneistoffe auf den Körper ausüben.

Pharmakokinetik: Lehre über die Verteilung von Arzneistoffen im Körper in Abhängigkeit vom Einnahmezeitpunkt. Von Interesse sind Abbau- und Ausscheidungsgeschwindigkeit. Damit hilft die Pharmakokinetik, die optimale Dosierung und Verteilung der Einnahme über den Tag zu finden.

Pharmakologie: Lehre von den Wirkungen der Arzneistoffe auf den Körper.

Pharmakon: Arzneistoff, Wirkstoff.

P

Pharmakotherapie: Behandlung mit Arzneimitteln.

Pharmazie: Wissenschaft von der Herstellung von Arzneimitteln.

Pharyngitis: Entzündung der Rachenschleimhaut, meist in Zusammenhang mit einer akuten Infektion.

Pharynx: Rachen.

Phimose: Verengung der Vorhaut des männlichen Gliedes. Eine Beschneidung behebt die Beschwerden.

Phlebitis: Venenentzündung.

Phlebographie: Röntgendarstellung der Venen zu diagnostischen Zwekken.

Phlebothrombose: Thrombose (Blutgerinnsel) in den tiefen Venen. Eine Phlebothrombose in den Beinen kann gefährlich werden: Es besteht die Möglichkeit, daß sich der Blutpfropf löst, mit dem Blutstrom in die Lungen verschleppt wird und dort wichtige Gefäße verstopft (siehe auch ➤ Embolie). Lange Bettlägerigkeit ist ein wesentlicher Risikofaktor für Phlebothrombose. Deswegen raten Ärzte ihren Patienten, nach Operationen möglichst früh wieder aufzustehen und ein paar Schritte herumzulaufen. Ältere Menschen, die nicht mehr gehen können, sollten im Bett eine spezielle Bettgymnastik durchführen und damit ihre Blutzirkulation wieder anregen. Bei Risikopatienten beugen Ärzte häufig mit gerinnungshemmenden Arzneien vor.

Phlegmone: durch ➤Bakterien hervorgerufene eitrige Entzündung des Gewebes.

Phobie: sehr starkes (zwanghaftes) Angstgefühl, das in Zusammenhang mit bestimmten Situationen oder Dingen auftritt. Beispiel: Angst vor engen Räumen oder Tieren (Spinnen).

Phosphat: Salz der Phosphorsäure. Der größte Teil der im Körper vorkommenden Phosphate bildet zusammen mit ➤Kalzium die Gerüstsubstanz von Knochen und Zähnen.

Phosphatide: komplizierte chemische Verbindungen, die im Körper natürlich vorkommen und u. a. Phosphor enthalten.

Photophobie: Lichtscheu, Lichtempfindlichkeit der Augen. Eine Photophobie kann dauerhaft bestehen oder vorübergehend auftreten, z. B. während eines Migräneanfalls.

Photosensibilität: Lichtempfindlichkeit der Haut, z. B. bei einer Sonnenallergie oder nach Einnahme bestimmter Arzneien. Deswegen rät der Beipackzettel z. B. von Präparaten mit Johanniskraut, während der Therapie ausgiebige Sonnenbäder zu meiden.

Phototherapie: die Behandlung mit (UV)-Licht, z. B. bei Schuppenflechte oder bei ➤Depressionen, die in der dunklen Jahreszeit auftreten (Winterdepression).

Physiologie: Lehre von den normalen Lebensvorgängen.

physiologische Kochsalzlösung: eine Salzlösung, deren Konzentration den körpereigenen Flüssigkeiten entspricht und deshalb gut vertragen wird.

Physiotherapie: Behandlung mit physikalischen Maßnahmen, z. B. mit Massage, Wärme-Kälte-Reizen, Bädern, Heilgymnastik.

physisch: körperlich, den Körper betreffend, im Gegensatz zu psychisch = seelisch.

Phytotherapie: Behandlung mit pflanzlichen Arzneimitteln. Obwohl diese Mittel oft – aber nicht immer –

sanfter wirken als chemische Präparate, können auch sie Nebenwirkungen zeigen. Einnahme- und Dosierungsempfehlungen beachten! Die Phytotherapie ist nicht zu verwechseln mit der ➤Homöopathie.

Pigment: Farbstoff des Körpers ganz allgemein, darunter fallen verschiedene Farbstoffe.

Pilzinfektion: siehe ➤Candida-Infektion.

Placebo/Plazebo: Arzneimittel ohne Wirkstoff, Scheinmedikament. In Untersuchungen arbeiten Wissenschaftler oft mit Placebos, um die Wirkung eines z.B. neu erforschten Medikaments im Vergleich zur Einnahme dieses »Scheinmedikaments« zu objektivieren. Deswegen erhält eine Testgruppe das zu untersuchende Medikament, die Vergleichsgruppe erhält ein Placebo.

Placenta: Mutterkuchen, Nachgeburt.

Plaque: Zahnbelag, hauptsächlich aus Bakterien bestehend. Zur Vorbeugung gegen ➤Karies und ➤Parodontitis muß Plaque durch gründliches Zähneputzen regelmäßig entfernt werden.

Plaques: flache Hautflecken, z.B. im Mund, weißliche Ablagerungen auf der Schleimhaut.

Plasma: siehe ➤Blutplasma.

Pleura: Brustfell.

Pleuritis: Brustfellentzündung.

Pneumonie: Lungenentzündung, in der Regel durch Viren oder Bakterien hervorgerufene Infektionskrankheit. Bekannt ist eine Pneumonie auch als Komplikation einer anderen ernsthaften Erkrankung. Die medikamentöse Behandlung richtet sich nach der Art der Krankheitserreger.

Poliklinik: an eine Klinik angegliederte Abteilung zur ➤ambulanten Behandlung bzw. eine selbständige medizinische Einrichtung, an der alle Facharztrichtungen vertreten sind.

Polyarthritis: Entzündung mehrerer Gelenke; entzündliche rheumatische

Erkrankung, die nicht erst im Alter auftritt und nicht durch Abnutzung der Gelenke ausgelöst wird.

Polyarthritis, chronische: Form der ➤Polyarthritis, rheumatische Erkrankung mit schmerzhaften Entzündungen mehrerer Gelenke. Meist verläuft die Krankheit in Schüben. In schweren Fällen führt sie zu Deformationen und Steifheit von Gelenken. Die Ursachen der chronischen Polyarthritis sind noch nicht vollständig geklärt. Eine Rolle spielt aber sicherlich das ➤Immunsystem. Wahrscheinlich gehört die chronische Polyarthritis zu den ➤Autoimmunerkrankungen.

Polyarthrose: Erkrankung an mehreren Gelenken, die durch Abnutzung des Gelenkknorpels in Gang gesetzt wird und auch mit zeitweiligen Entzündungszuständen an den betroffenen Gelenken abläuft.

polyartikulär: an vielen Gelenken.

Polyneuropathie: Sammelbegriff für Nervenkrankheiten, die z.B. durch Entzündung oder durch ➤Degeneration verursacht werden können.

Polyp: gestielte Geschwulst, beispielsweise Darmschleimhautpolypen. Ein Polyp ist ein gutartiger Tumor.

Polyposis: gleichzeitiges Auftreten von mehreren Polypen.

polyvalente Impfstoffe: Impfstoffe, die gegen mehrere Krankheitserreger abwehrfähig machen (immunisieren).

Portio: Gebärmutterhals. Teil der Gebärmutter, der in die Scheide hineinragt.

Postmenopause: Abschnitt in den Wechseljahren nach der letzten Periodenblutung. In der Postmenopause können Beschwerden wie Hitzewallungen oder seelische Instabilität auftreten (siehe auch ➤Klimakterium).

postprandial: nach der Mahlzeit, etwa postprandiales Auftreten von Müdigkeit oder Schmerzen.

postthrombotisches Syndrom: Venenleiden, das sich nach einer Thrombose in den tiefen Venen entwickeln kann. Meist entsteht ein postthrombotisches Syndrom an einem Bein.

posttraumatisch: nach einer Verletzung.

Potenz: 1. Fähigkeit. Meist meint man mit Potenz die geschlechtliche Leistungsfähigkeit des Mannes. 2. In der ➤Homöopathie bezeichnet die Potenz den Grad der Verdünnung der Zubereitung.

Präkanzerose: Vorstufe eines Krebsgeschwüres. So sind z. B. bestimmte Hautveränderungen Vorstufen von Hautkrebs.

Prämedikation: medikamentöse Vorbereitung eines Patienten auf eine Narkose, z. B. zur Beruhigung.

P

Prämenopause: Abschnitt der Wechseljahre vor Aussetzen der Periodenblutung.

prämenstruelles Syndrom, PMS: Beschwerden in den letzten Tagen (bis zwei Wochen) vor Beginn der Periodenblutung. Mit Beginn der Blutung enden die Beschwerden. Sie sind sehr unterschiedlich: Viele Frauen klagen vor allem über Spannungsgefühl in den Brüsten, seelisches Ungleichgewicht evtl. mit Aggression oder Depression, Kopfschmerzen, großen Appetit. Bei PMS spielen die hormonellen Veränderungen während des ➤Zyklus eine Rolle. Eine in jedem Fall wirksame Behandlung gibt es nicht. Oft helfen Entspannungstechniken oder spezielle pflanzliche Präparate.

pränatal: vor der Geburt.

Prävalenz: Häufigkeit des Auftretens einer Krankheit.

Prävention: vorbeugende Gesundheitspflege.

präventiv: vorbeugend. So kann man z. B. die Ernährung präventiv umstellen, um Cholesterinüberschuß und das Risiko damit verbundener Erkrankungen zu senken.

primär: anfänglich, zu Beginn.

Proband: Versuchsperson, die gesund ist und sich z. B. zur Testung von Arzneimitteln zur Verfügung stellt.

Prognose: Vorhersage, z. B. über den Verlauf einer Erkrankung.

Info

Menthol und Kampfer – nichts für Babynasen!

Die Brust von Säuglingen und Kleinkindern bis zum Alter von zwei Jahren sollte nicht mit Bronchialsalben eingerieben werden, die stark riechende ätherische Öle – etwa Kampfer oder Menthol – enthalten. Auf keinen Fall dürfen diese Mittel im Bereich der Nasenöffnung aufgetragen werden. Bei Säuglingen und Kleinkindern besteht nämlich die Möglichkeit, daß die Atmung reflexartig aussetzt. Bei Präparaten, die ausdrücklich für Kinder dieser Altersstufe angeboten werden, droht diese Gefahr nicht. Sind die Kinder älter als zwei Jahre, sind die ganz normalen Bronchialsalben zu empfehlen.

progredient: fortschreitend.

Proktitis: Entzündung des Enddarms, oft als Begleiterscheinung anderer Darmerkrankungen.

Proktologe: Facharzt, der sich auf Erkrankungen des Enddarmes spezialisiert hat.

Proktologie: Lehre von den Erkrankungen des Enddarmes.

Prophylaxe: Verhütung von Krankheiten, Vorbeugung.

Prostata: Vorsteherdrüse des Mannes. Das kastaniengroße Organ umgibt den Anfangsteil der männlichen Harnröhre. Die Prostata produziert eine milchige Flüssigkeit, die beim Samenerguß mit den Samenzellen vermischt wird. 30 bis 40 Prozent der Samenflüssigkeit stammen aus der Prostata.

Prostataadenom: gutartige Prostatavergrößerung, in der Regel erst nach dem 50. Lebensjahr. Wenn das Prostataadenom auf die Harnröhre drückt, treten Schwierigkeiten beim Wasserlassen auf.

Proteasen: eiweißspaltende ➤Enzyme.

Proteine: allgemeine Bezeichnung für alle Eiweißstoffe.

Proteinurie: Ausscheidung von Eiweißstoffen mit dem Harn. Der Grund kann in einer Nierenschädigung oder auch einer anderen Krankheit liegen. Beim Gesunden enthält der Harn nur sehr geringe Mengen Eiweißstoffe.

Protozoen: Einzellige Organismen mit echtem Zellkern, kleinste Tierchen. Zu den Protozoen gehören auch verschiedene Krankheitserreger, z. B. Amöben (Ruhr) und Toxoplasmen (Toxoplasmose).

protrahiert: verzögert, z. B. verzögerte Freisetzung eines Arzneistoffes aus einem Medikament.

proximal: in der Nähe. Der Begriff ist gebräuchlich für den körpernahen Abschnitt im Gegensatz zum körperfernen (➤distal).

P

Pruritus: Juckreiz.

Psoriasis: Schuppenflechte, Hautkrankheit mit rötlichen, meist nicht juckenden, erhabenen Hautflecken, die mit silbrig-weißen Schuppen bedeckt sind. Die Hauterhebungen entstehen, weil sich bei Psoriasis-Kranken die Hautzellen um ein Vielfaches schneller vermehren als beim Gesunden. Vererbung spielt bei Psoriasis eine Rolle, aber auch Infektionen, Hautverletzungen oder außergewöhnliche seelische Belastungen kommen als Ursache in Frage.

Psyche: Seele.

Psychiatrie: Lehre von den seelischen Erkrankungen und deren Behandlung.

psychogen: seelisch bedingt, von der Seele ausgehend.

Psychopathologie: Lehre von seelischen Störungen.

Psychopharmaka: Arzneimittel, die zur Beeinflussung seelischer Störungen eingesetzt werden. Zu den Psychopharmaka gehören z. B. Mittel gegen ➤Depressionen, Spannungen, Antriebsstörungen, Ängste und Erregung. Die bekannteste Stoffgruppe sind die ➤Benzodiazepine.

Psychose: echte Geisteskrankheit.

Psychosomatik: Lehre vom Einfluß des seelischen Befindens auf den Körper; Lehre von körperlichen Beschwerden, die in seelischen Konflikten ihre Ursache haben. Psychosomatische Beschwerden haben nichts mit Einbildung zu tun. Zu ihnen gehören u. a. Kopfschmerzen, Asthma, Magenbeschwerden und bestimmte Hauterkrankungen.

Pubertät: Entwicklungszeitraum des heranwachsenden Menschen, der durch die geschlechtliche Reifung mit großen Veränderungen von Körper und Seele verbunden ist. In Europa erleben Mädchen ihre Pubertät etwa im Alter von 10 bis 15, Jungen im Alter von 12 bis 17 Jahren.

Pulmologie: Lehre von den Lungen- und Bronchialerkrankungen.

Pyelonephritis: durch Bakterien ausgelöste Entzündung des Nierenbeckens und weiterer Nierenteile.

Pylorus: Magenpförtner, Ausgang des Magens zum Zwölffingerdarm mit verstärkter Muskulatur.

Q

Quaddel: kleine Hauterhebung. Ursache: Ansammlung von Wasser in der Haut. Siehe auch ➤ Urtikaria, Urticaria.

Quarantäne: zeitlich befristete Isolierung von Personen, die an einer ansteckenden Krankheit leiden. Für eine Quarantäne reicht auch schon der Verdacht auf Erkrankung. Quarantäne wird nur bei besonders schweren und ansteckenden Krankheiten angeordnet. Damit soll der Ausbruch einer ➤ Epidemie verhindert werden.

Quincke-Ödem: akute Hautschwellung ohne Juckreiz, vor allem im Gesichtsbereich. Sind Schleimhäute beteiligt – z. B. im Mund, Rachen, Kehlkopf oder Magen-Darm-Trakt –, kann ein Quincke-Ödem lebensbedrohlich werden.

Rabies: Tollwut, durch Tiere übertragene Virusinfektion des Nervensystems. Die Ansteckung erfolgt durch den Biß eines infizierten Tieres oder durch seinen Speichel beim Lecken einer Wunde. Rabies verläuft beim Menschen meist tödlich. Deshalb sollte in betroffenen Gebieten – Warnhinweise beachten! – jeder Kontakt zu Tieren vermieden werden. Haustiere nicht frei herumlaufen lassen. Nach dem Biß eines möglicherweiser infizierten Tieres kann eine nachträgliche ➤ Immunisierung – möglichst innerhalb der nächsten zwei Tage – erfolgen. Vorbeugende Impfung gegen Rabies möglich.

Rachitis: »Knochenweiche«, in Industrieländern heute kaum noch zu beobachten. Früher war Rachitis oft Folge von Mangelernährung und führte zu Skelettfehlbildungen bei Kindern. Ursache ist meist ein Mangel an Vitamin D, das für die Aufnahme von Kalzium aus dem Darm und für seine Einlagerung in die Gerüstsubstanz der Knochen wichtig ist. Vitamin-D-Mangel führt zu weichen Knochen und damit zu Verformungen des Skelettapparates

radiär/radial: strahlenförmig.

Radikale, freie: höchst reaktive Atomgruppen, die z. B. mit Bestandteilen der Körperzellen reagieren. Freie Radikale kommen überall vor: U. a. werden sie in der Luft durch die UV-Strahlen der Sonne gebildet, sie sind Folge der Umweltverschmutzung und in beachtlichen Mengen im Tabakrauch enthalten. Auch der Körper produziert freie Radikale. Normalerweise ist der Organismus in der Lage, die Reaktionen der freien Radikalen in Schach zu halten. Sind zu viele davon vorhanden oder ist der Körper geschwächt, können sie mit körpereigenen Zellen und Strukturen reagieren. Sie führen dadurch zur Alterung oder zu Schäden an den Zellen. Besonders folgenreich können sich Schäden am Zellkern und an der Erbinformation auswirken.

Radikalfänger: Substanzen, die sehr leicht mit den freien Radikalen reagieren. Sie »schnappen« die freien Radikale und machen sie unschädlich. So reduzieren die Radikalenfänger die Angriffe auf Zellen und Zellstrukturen. Radikalenfänger sind vor allem Vitamin E, C und Betacarotin, die Vorstufe von Vitamin A. Aus diesem Grund wird diesen Vitaminen eine gewisse Schutzwirkung vor Krebserkrankungen zugeschrieben.

Radiologie: Lehre von den Strahlen. Medizinisch wird die Radiologie in erster Linie zu diagnostischen und therapeutischen Zwecken eingesetzt. Zur Radiologie werden u. a. Röntgenverfahren, Strahlentherapie, aber auch Ultraschalluntersuchungen gezählt.

Reduktionsdiät: Diät zur Gewichtsabnahme durch Reduzierung der täglichen Kalorienaufnahme. Ernährungswissenschaftlich nicht optimal ist, von der gewohnten Kost einfach weniger zu essen. Um auch bei reduzierter Kalorienaufnahme den Organismus mit allen wichtigen Nährstoffen zu versorgen, müssen die Nahrungsmittel sorgfältig ausgewählt werden. Wichtig ist dabei, den Konsum von Fetten zu verringern.

Reflex: unwillkürliche, immer gleichförmig auftretende Reaktionen auf einen bestimmten Reiz. Aufgenommene Informationen werden nicht bis ins Gehirn geleitet und dort verarbeitet. Beim Reflex gelangen die Informationen nur bis ins Rückenmark, von dort wird die Reaktion eingeleitet. Beispiel: Wer eine heiße Herdplatte berührt, zieht sein Hand unwillkürlich zurück. Ein Reflex läuft schneller ab als eine bewußte Handlung.

Reflux: ungewollter Rückfluß, z.B. Rückfluß von Magensaft in die Speiseröhre. Dazu gehört beispielsweise saures Aufstoßen.

Regelblutung: siehe ➤ Menstruation.

Regeneration: Heilung, Wiederherstellung.

Regression: Rückbildung, z.B. von Tumoren nach Behandlung.

Rehabilitation: Nachbehandlung von Erkrankungen, Wiederherstellung des

Gesundheitszustandes, z. B. auch der Arbeitsfähigkeit.

Rekonvaleszenz: Genesung.

rektal: zum Enddarm gehörend.

rektale Therapie: Verabreichung von z. B. Arzneistoffen über den ➤After, etwa in Form von Zäpfchen.

Rektoskopie: Untersuchung des Mastdarms mit einem speziellen ➤Endoskop.

Rektum: Mast- oder Enddarm, Endabschnitt des Dickdarms.

REM-Schlaf: Phase des natürlichen Schlafes, die durch schnelle Augenbewegungen (rapid eye movement = REM) gekennzeichnet ist. Pro Nacht werden vier bis fünf REM-Phasen durchlaufen. Der REM-Schlaf zeichnet sich durch gesteigerte Hirnaktivität aus. In dieser Phase träumt der Schlafende.

renal: die Nieren betreffend.

Resektion: Herausschneiden eines Organs oder eines Organteiles.

Resistenz: Widerstandskraft, natürliche ➤Immunität. Wenn ein Organismus gegen bestimmte Krankheitserreger resistent ist, kann er nicht infiziert werden. Resistenz können aber auch Krankheitserreger erlangen – etwa gegen einen Arzneistoff: Dann lassen sie sich mit einem bestimmten Arzneimittel nicht mehr erfolgreich behandeln.

Resorption: Aufnahme von Stoffen in den Organismus über die Haut oder Schleimhaut, z. B. über die Schleimhaut des Magens, Darms oder der Atmungsorgane. Auch aus Geweben werden Stoffe resorbiert. Beispiel: Während der Verdauung werden Nahrungsbestandteile mechanisch so zerkleinert und chemisch so weit aufgespalten, daß sie über die Darmschleimhaut aufgenommen werden können. Nur dann stehen sie dem Stoffwechsel zur Verfügung.

Respiration: Atmung.

Retard-Effekt/Retardierung/Retard-Arzneimittel: verzögerte Freigabe des Wirkstoffs aus einem Arzneimittel. Dieser Effekt wird durch bestimmte Herstellungsmethoden erreicht.

Retina: Netzhaut des Auges.

Retinopathie: nicht entzündliche Erkrankung der Netzhaut des Auges.

retrograd: zeitlich und räumlich zurückliegend.

reversibel: umkehrbar, wieder herstell- bzw. heilbar.

Rezeptoren: »Empfänger« für Reize, Empfangsstrukturen. Als Rezeptoren können ganze Zellen oder nur einzelne Strukturen fungieren. Meist reagieren Rezeptoren spezifisch auf einen ganz bestimmten Reiz. Ebenso entfalten Hormone ihre Wirkung, indem sie die für sie vorgesehenen Rezeptoren besetzen. Arzneistoffe, die diese Rezeptoren vorher besetzen, können so die Hormonwirkung unterdrücken und dadurch eine (gewünschte) Veränderung auslösen.

Rezidiv: Rückfall, Wiederauftreten einer krankhaften Veränderung, z.B. eine Wiederinfektion mit einem Pilz.

Rhagaden: kleine, oft schmerzhafte Einrisse der Haut, z.B. an den Mundwinkeln.

Rheuma/Rheumatismus: Sammelbegriff für eine Vielzahl von Krankheiten mit unterschiedlichen Ursachen und unterschiedlichen Krankheitsbildern. Gemeinsam ist allen Erkrankungen des rheumatischen Formenkreises: Sie betreffen das Stütz- und/oder Bindegewebe des Bewegungsapparates, manchmal auch das Bindegewebe innerer Organe. Grob läßt sich unterteilen: 1. Gelenkerkrankungen in Zusammenhang mit Infektionen, z.B. akutes ➤rheumatisches Fieber (bakteriell bedingt und heilt aus) 2. chronische ➤Polyarthritis (entzündliche ➤Autoimmunkrankheit) 3. ➤Arthrosen (verschleißbedingte Erkrankungen der Gelenke) 4. Muskelrheumatismus (betrifft die Muskeln, Sehnen und Bänder).

Rheumafaktoren: ➤Antikörper gegen körpereigene Substanzen. Rheumafaktoren helfen dem Arzt bei der Untersuchung und der Diagnose. Sie geben einen Hinweis, ob ein Patient an Rheuma erkrankt ist oder nicht. Sicherheit können sie allerdings nicht bieten: Bei manchen Rheumakranken lassen sich keine Rheumafaktoren nachweisen, während einige Menschen ohne Rheuma Rheumafaktoren haben.

Rheumatologie: Lehre von den rheumatischen Erkrankungen.

Rhinitis: Schnupfen.

Rhinopathie atrophicans: Austrocknung der Nasenschleimhaut, z.B. auch durch übermäßigen Gebrauch (Mißbrauch) von Nasentropfen oder -spray. Deshalb unbedingt die Anwendungs- und Dosierungsempfehlungen auf dem Beipackzettel beachten.

Rigor: erhöhte Spannung der Muskulatur. Rigor kommt in Verbindung mit manchen Erkrankungen vor, z.B. bei der ➤ Parkinson-Krankheit.

Risikofaktor: körperliche Voraussetzung oder Verhaltensweise, die das Auftreten einer bestimmten Erkrankung wahrscheinlicher macht. Beispiel: Rauchen als Risikofaktor für Lungenkrebs. Ob die Krankheit tatsächlich auftritt, ist damit jedoch nicht gesagt. Sind gleich mehrere Risikofaktoren vorhanden, so erhöht sich die Wahrscheinlichkeit der Erkrankung exponentiell. Eine sichere Vorhersage ist damit allerdings auch nicht geleistet. Das Krankheitsrisiko läßt sich verringern, indem der Betroffene die Risikofaktoren ausschaltet, die er selbst beeinflussen kann (z.B. Rauchen, Übergewicht, Bewegungsmangel).

Rosacea/Rosazea: Hauterkrankung mit ähnlichem Erscheinungsbild wie Akne. Rosacea tritt meist erst nach dem 40. Lebensjahr auf.

Rubor: entzündliche Hautrötung.

Ruptur: Durchbruch, Zerreißung, z. B. der Magenwand.

Rutin: natürlicher Pflanzenfarbstoff, der die Gefäßwände abdichtet.

S

Saccharin: künstlicher Süßstoff, der ca. 300- bis 500mal süßer als Zucker schmeckt.

Saccharose: Rohrzucker, Haushaltszucker.

Saline: Salzlösung, Salzquelle.

Salpingitis: Eileiterentzündung.

Saluretika: andere Bezeichnung für ➤Diuretika.

Saponine: natürliche in Pflanzen vorkommende Stoffe. Sie schäumen wie Seife. Saponine sind Bestandteil einiger Arzneimittel, z. B. hustenlösender oder harntreibender Mittel. Auch Roßkastaniensamenextrakt enthält Saponine gegen Venenleiden.

Sarkom: bösartige örtlich zerstörende Gewebegeschwulst.

Säuren: Flüssigkeiten, die in Wasser sauer reagieren, z. B. Essigsäure oder Schwefelsäure (Gegenteil von ➤Basen).

Schizophrenie: echte Geisteskrankheit. Der Volksmund spricht von einer gespaltenen Persönlichkeit.

Schlaf-Apnoe: wiederholt auftretender Atemstillstand während des Schlafes. Die langen Atempausen führen zu Sauerstoffmangel und stören den Schlaf. Tagsüber sind die Betroffenen oft übermüdet und unkonzentriert. Schlaf-Apnoe muß ernst genommen werden, denn sie kann Folgeschäden nach sich ziehen, z. B. ➤Schlaganfall, Bluthochdruck, ➤Herzinsuffizienz, oder ➤Herzinfarkt. Am häufigsten betroffen sind übergewichtige Männer, die schnarchen. Bei Verdacht auf Schlaf-Apnoe kann eine Untersuchung in einem Schlaflabor Klarheit verschaffen. Häufig mildert Gewichtsabnahme das Problem. Bewährt haben sich außerdem spezielle Atemmasken, die während der Nacht Luft in die Nase blasen.

Schmierblutung: schwache Blutung aus der Gebärmutter, gemeint ist nicht die normale Regelblutung. Verschiedene Ursachen möglich.

Schmierinfektion: Infektion durch Verschmieren keimhaltigen Materials – z. B. Speichel, Schleim, Blut, Kot oder Urin – auf dem Körper oder auf Gegenständen, die mit dem Körper in Berührung kommen. Verringern läßt sich die Gefahr einer Schmierinfektion durch Hygiene, etwa gründliches Händewaschen nach dem Gang zur Toilette.

Schock: fortschreitendes Kreislaufversagen, weil das Herz pro Minute nicht mehr so viel Blut pumpt, wie der Körper braucht. Unbehandelt kann ein Schock zum totalen Kreislaufzusammenbruch führen. Da ein Schock lebensbedrohlich sein kann, muß unverzüglich der Arzt geholt werden. Ein Schock kann verschiedene Ursachen haben, z. B. eine schwere Verletzung, starke Blutungen, schwere Verbrennungen, eine Krankheit oder ein seelisch schwer belastendes Ereignis (psychologischer Schock); siehe auch ➤Schock, anaphylaktischer.

S

Schock, anaphylaktischer: allergischer ➤Schock. Er kann Sekunden oder Minuten nach dem Kontakt mit einer allergieauslösenden Substanz auftreten (Vorsicht: Lebensgefahr).

Schüttelfrost: Kältegefühl mit Schütteln/Zittern des ganzen Körpers bei schnell ansteigendem Fieber.

Schutzimpfung: siehe ➤Impfung.

Schweißdrüsenabszeß: Entzündung der Schweißdrüsen, meist in der Achselhöhle, durch Bakterien hervorgerufen. Ein Schweißdrüsenabszeß ist oft sehr schmerzhaft und langwierig.

Schweißsekretion: Schweißabsonderung aus den Schweißdrüsen. Mit der Schweißsekretion reguliert der Körper seine Temperatur. Z. B. schützt er sich dadurch bei körperlicher Anstrengung vor einer Überhitzung. Die Schweißsekretion kann nicht willentlich beeinflußt werden.

Screening: Suchtest, Reihenuntersuchung auf Früherkennung bestimmter Krankheiten, die noch nicht ausgebrochen, aber jetzt schon zu behandeln sind; z.B. Neugeborenen-Screening.

Scrotum: Hodensack.

Seborrhö: übermäßige Absonderung der Talgdrüsen, fettige Haut. Eine Seborrhö ist oft Veranlagung, manchmal auch Begleiterscheinung einer Krankheit. Da männliche Geschlechtshormone eine Rolle spielen, tritt Seborrhö oft bei heranwachsenden Jungen auf. Im Erwachsenenalter klingt sie meist von alleine ab. Seborrhö begünstigt das Auftreten von ➤Akne.

Sebostase: verminderte Absonderung von Talg, trockene Haut.

Sebum: Talg (der Haut), Hautfett.

Sedativa: Beruhigungsmittel. Zu den Sedativa gehören auch Schlafmittel.

Sediment: Bodensatz, z.B. einer Flüssigkeit, medizinisch für Harnsediment.

Segment: Abschnitt, Teilbereich.

Sekret: Absonderung, Ausscheidung; z.B. Speichel, Gallensaft.

Sekretion: Absonderung einer Körperflüssigkeit aus Zellen, z.B. die Sekretion von Schweiß aus den Schweißdrüsen.

Sekretion, innere: Absonderung von Flüssigkeiten innerhalb des Körpers, z. B. Absonderung von ➤Hormonen in die Blutbahn.

Sekretolytika: schleimlösende Arzneistoffe. Sekretolytika werden eingesetzt bei Verschleimung der ➤Bronchien, um die Schleimabsonderung zu beschleunigen. Zusätzlich empfiehlt es sich, um den Schleim zu verflüssigen bzw. ihn transportfähiger zu machen, viel Flüssigkeit (Wasser) zu trinken!

sekundär: zweitrangig, nachfolgend, abhängig.

Selektion: Auswahl, Auslese.

Semen: lat. Samen, z.B. von Früchten oder Bäumen.

senil: alt, durch das Alter bedingte eingeschränkte Leistungsfähigkeit.

sensibel: empfindlich, empfindsam.

Sensibilität: Empfindlichkeit für bestimmte Dinge oder Situationen.

sensitiv: empfindlich, überempfindlich.

Sepsis: Blutvergiftung, umfassende massive ➤Infektion mit Krankheitserregern. Eine Sepsis tritt dann auf, wenn die Krankheitserreger von einem Herd ausgestreut werden, ins Blut gelangen, dort Gifte produzieren und ausscheiden. Sowohl Krankheitserreger als auch ihre Gifte werden mit dem Blut im ganzen Körper verteilt. Eine Sepsis muß sofort vom Arzt behandelt werden!

Septum: Scheidewand, z.B. Herz- oder Nasenscheidewand.

Serum: siehe ➤Blutserum.

S

Sexualhormone: Geschlechtshormone; ➤Hormone, die für die Entwicklung der typischen männlichen und weiblichen Geschlechtsmerkmale und für die Fortpflanzung verantwortlich sind.

Singultus: Schluckauf.

Sinusitis: Nasen-Nebenhöhlen-Entzündung.

Skabies: Krätze, durch Krätzmilben hervorgerufene Hauterkrankung mit stark juckenden, teilweise auch entzündeten Hautveränderungen. Skabies ist sehr ansteckend.

Sklera: Lederhaut des Auges, äußere festere Hülle des Augapfels.

Sklerodermie: chronische Erkrankung des ➤Bindegewebes, das die ➤Gefäße umgibt.

Sklerose: krankhafte Verhärtung eines Organs, z.B. ➤Arteriosklerose.

Skoliose: seitliche Verkrümmung der Wirbelsäule.

Skorbut: Vitamin-C-Mangelerkrankung. Skorbut kommt heute kaum noch vor.

Skotom: Gesichtsfeldausfall, Teile des Sehfeldes sind dunkel.

Solutio: Lösung, z.B. Arzneistofflösung zum Auftragen auf die Haut.

somatisch: körperlich, im Gegensatz zu psychisch = seelisch.

Somnolenz: Schläfrigkeit, Bewußtseinstrübung.

Sonographie: Ultraschallverfahren zur ➤ Diagnose.

Soor: Pilzerkrankung.

Sorbit: zuckerähnlicher Stoff, der z. B. in zuckerfreien Bonbons verwendet wird. Für Diabetiker geeignet.

Spasmolytika: krampflösende Mittel.

Spiritus: Weingeist, zum Trinken ungeeigneter Alkohol (vergällt).

Spondylarthritis: akute Entzündung an den Wirbelgelenken.

Spondylarthrose: durch Abnutzung (degenerativ) bedingte Veränderung an den Wirbelgelenken.

Spondylitis: Wirbelentzündung.

Spondylose: ➤ Arthrose der Wirbel, abnutzungsbedingte Erkrankung der Wirbelkörper mit Bandscheibenschaden.

Spurenelemente: Elemente wie z. B. Kupfer, Zink, Mangan, die nur in sehr kleinen Mengen im Körper vorkommen, aber trotzdem wichtige Aufgaben haben (siehe auch ➤ Mineralstoffe).

Sputum: Auswurf, ausgehusteter Bronchialschleim. Die Untersuchung des Sputums auf Mikroorganismen bzw. Krankheitserreger hilft dem Arzt bei der Diagnose bestimmter Krankheiten.

Stabilisatoren: Substanzen, die unbeständige Arzneimittel haltbar und stabil machen.

Stase: Stockung, Stillstand eines Flüssigkeitsstroms, z. B. des Blutes.

stationär: »in der Klinik bleibend«, im Unterschied zu ➤ ambulant.

Status: Zustand, z. B. der Zustand eines Kranken.

Stenose: Verengung, z. B. einer Blutader.

steril: 1. keimfrei, 2. unfruchtbar.

Stimulans: aufmunternde, anregende Substanz.

Stoma: künstlicher Darmausgang nach Operation; auch: Mund, Rachen.

Stomatitis: Entzündung der Mundschleimhaut.

Striae: Streifen, z. B. Schwangerschaftsstreifen.

Stripping: Herausziehen von Krampfadern mit einem speziellen Gerät (»Stripper«).

Struma: Vergrößerung der Schilddrüse, Kropf. Mögliche Ursachen: zu wenig Jod in der Nahrung, Enzymstörung, Hormonstörung. Ein Struma kann sowohl mit einer Unter- als auch Überfunktion der Schilddrüse verbunden sein. Ein Struma kann gutartig, aber auch bösartig entartete Zellen enthalten. Auf jeden Fall muß ein Struma vom Arzt untersucht werden.

Stuhlinkontinenz: unwillkürlicher Abgang von Stuhl; (teilweise) Unfähigkeit, Stuhl zurückzuhalten und kontrolliert auszuscheiden.

Subazidität: verminderte Konzentration an Magensäure, das Millieu im Magen ist zu wenig sauer. Subazidität ist Begleiterscheinung einiger Magenerkrankungen.

subkutan: unter die Haut, etwa subkutan eine Spritze geben.

sublingual: unter der Zunge liegend. Z. B. werden einige Tabletten gegen Mund- und Racheninfektionen sublingual genommen. Während sie unter der Zunge liegen, zergehen sie langsam und geben ihre Wirkstoffe über einen längeren Zeitraum frei.

Substitution: Ersetzen, etwa Substitution fehlender körpereigener Stoffe durch Arzneimittel, z. B. Insulin für Diabetiker.

Suizid: Selbsttötung, Selbstmord.

Sulfonamide: Arzneistoffgruppe, die das Wachstum von Bakterien hemmt. Sulfonamide wirken gegen relativ viele Bakterienarten. Sie werden eingesetzt bei vielen Infektionen, die von Bakterien ausgelöst wurden.

Sulfur: lat. Schwefel.

Superinfektion: Neuinfektion. Solange die Erkrankung noch nicht ausgeheilt und noch keine ➤Immunität erreicht ist, besteht die Gefahr einer Superinfektion, also einer Neuinfektion mit dem gleichen Krankheitserreger. Der Begriff Superinfektion wird jedoch auch benutzt, wenn sich ganz andere Krankheitserreger auf einem bereits vorhandenen Krankheitsboden ansiedeln. Das kann z. B. einen grippalen Infekt komplizieren: Zuerst haben sich Viren auf der Nasenschleimhaut festgesetzt und sie entzündet. Bei einer Superinfektion befallen nun auch noch Bakterien die von den Viren geschwächte Schleimhaut. Die Behandlung eines grippalen Infektes zielt unter anderem darauf ab, eine solche Superinfektion zu verhindern.

Suppositorium: Zäpfchen, Arzneiform zur Anwendung über den Darm. Ein Suppositorium ist sinnvoll, wenn die Aufnahme durch Magen und Darm gestört ist.

Suppression: Unterdrückung, z. B. der natürlichen Abwehrkräfte durch Streß. Es gibt Situationen, in denen eine Immun-Suppression mit Arzneimitteln herbeigeführt wird: z. B. nach einer Transplantation, um die Gefahr einer Abstoßung des neuen Organs durch das Immunsystem zu verringern.

Surrogat: Ersatzstoff.

Suspension: in einer Flüssigkeit fein verteilte, feste Teilchen, die sich nicht auflösen. Vor jedem Gebrauch muß die Suspension geschüttelt werden, damit sich die Teilchen gleichmäßig verteilen. Arzneilich verwendete Suspensionen gibt es zur Einnahme oder zum Auftragen auf die Haut.

Symbiose: Zusammenleben von Lebewesen unterschiedlicher Art mit beiderseitigem Nutzen. Ein wichtiges Beispiel sind die Bakterien, die im gesunden menschlichen Darm siedeln. Die Bakterien haben den Vorteil einer optimalen Umgebung mit reichhaltigem Nahrungsangebot. Dem Menschen nützen sie durch ihren Beitrag zur Aufschlüsselung und Verdauung von Nahrung. Manche Bakterien produzieren Vitamin K. und versorgen den Menschen mit diesem notwendigen Stoff. Da eine gestörte ➤Darmflora negative Auswirkungen auf den Menschen hat, sollte sie möglichst schnell wieder aufgebaut werden.

Sympathikus (Nerv): Nervenbahnen des ➤vegetativen Nervensystems, das unabhängig vom Bewußtsein gesteuert wird. Der Sympathikus ist der Gegenspieler des ➤Parasympathikus.

Sympatholytika: Arzneistoffe, die die ➤Rezeptoren für ➤Adrenalin und Noradrenalin besetzen und so gezielt deren Wirkung unterdrücken bzw. reduzieren. Beispiel: ➤Beta-Rezeptorenblocker.

Sympathomimetika: Gruppe von Arzneistoffen, die die gleichen Wirkungen hervorrufen, wie die Erregung des ➤Sympathikus durch die Botenstoffe ➤Adrenalin oder Noradrenalin. Sympathomimetika wirken unterschiedlich auf nicht willentlich gesteuerte Reaktionen des Körpers. Da sie beispielsweise die Blutgefäße in Armen und Beinen verengen können, werden sie bei zu niedrigem Blutdruck eingesetzt.

Symptom: Krankheitszeichen, krankheitsbedingte Beschwerden.

Syndrom: Gruppe von mehreren gleichzeitig auftretenden Krankheitszeichen, die auf eine bestimmte Störung oder Krankheit zurückzuführen sind.

Synergie, synergistisch: wechselseitige Untersützung in der Wirkung. Manche Arzneimittel verstärken sich bei gleichzeitiger Einnahme in ihrer Wirkung. Dies muß bei der Dosierung vom Arzt oder vom Apotheker berücksichtigt werden.

Synovia: Gelenkflüssigkeit, Gelenkschmiere. Zähe Flüssigkeit im Gelenk, die als Schmiermittel und Stoßdämpfer wirkt. Außerdem enthält die Synovia Nährstoffe, mit denen sie die Knorpelzellen versorgt. Dazu muß das Gelenk allerdings bewegt werden.

synthetisch: künstlich hergestellt. Viele Wirkstoffe von Arzneimitteln werden synthetisch hergestellt.

systemisch: ein ganzes Organsystem oder den gesamten Organismus betreffend. Bei einer systemischen Therapie wird ein Arzneistoff eingenommen. Er verteilt sich im menschlichen Körper und ist nicht an einzelnen Stellen besonders hoch oder niedrig konzentriert. So wirkt er innerlich auf das ganze entsprechende Organsystem. Bei einer äußerlichen Anwendung ist die Wirkung hingegen örtlich begrenzt.

Systole: Zusammenziehen des Herzmuskels während des Pumpvorgangs. In dieser Phase ist der Blutdruck am höchsten. Der während der Systole erzeugte Blutdruck wird durch den höheren Wert bei der Messung widergegeben (siehe auch ➤ Diastole).

T

Tachykardie: übermäßig schneller Herzschlag mit mehr als 100 Schlägen pro Minute (beim Erwachsenen), Herzrasen. Tachykardie kann als Begleiterscheinung, z. B. von Fieber oder Angst, auftreten. Weitere mögliche Ursachen: Schilddrüsenüberfunktion, ➤ koronare Herzkrankheit, ➤ Herzinsuffizienz, andere Herzkrankheiten oder Einnahme von bestimmten Medikamenten.

Tachyphylaxie: Abnahme der Wirkung eines Arzneistoffes, wenn er in kurzen Zeitabständen eingenommen wird. Tachyphylaxie entspricht der Gewöhnung, wie sie z. B. auch bei Suchtkranken auftritt. Um die erwünschte Wirkung zu erzielen, brauchen sie immer mehr von der Substanz.

Talkum: natürlich vorkommender Stoff (eine Magnesium-Silizium-Verbindung), der z. B. als Pudergrundlage verwendet wird.

Tannin: natürlich vorkommender ➤ Gerbstoff, der als Adstringens verwendet wird (siehe auch ➤ Adstringenzien).

Taurin: Abkömmling der natürlichen ➤ Aminosäure Cystein.

Teleangiektasien: bleibende Erweiterung kleiner oberflächlicher Hautgefäße, z. B. kleine erweiterte rote Hautgefäße im Gesicht. Oft sind Teleangiektasien witterungsbedingt.

Tendopathie: Oberbegriff für nicht bakteriell bedingte Entzündungen der Sehnen oder Sehnenscheiden bzw. für degenerative Erscheinungen an den Sehnenansätzen. Mögliche Ursachen: ständige Überbelastung, kleine Verletzungen, Störungen des Stoffwechsels oder der Durchblutung.

Tendovaginitis: Sehnenscheidenentzündung, nicht bakteriell bedingt (siehe auch ➤ Tendopathie).

teratogen: Fähigkeit, Mißbildungen in der Schwangerschaft auszulösen. Deswegen dürfen teratogene Arzneien nicht von schwangeren Frauen eingenommen werden.

T

Testis: Hoden, Teil der männlichen Geschlechtsorgane. In den Hoden werden die Samenzellen und auch das männliche Geschlechtshormon ➤ Testosteron gebildet.

Testosteron: wichtigstes männliches ➤ Geschlechtshormon. Testosteron wird in den Hoden produziert und trägt entscheidend zur Geschlechtsentwicklung von Jungen bei. In viel geringeren Mengen bildet auch der weibliche Organismus Testosteron, und zwar in den ➤ Eierstöcken.

Tetanie: Zucken oder starke bis extreme Muskelkrämpfe – meist an Händen oder Füßen. Auch andere Muskeln können betroffen sein. Häufig liegt ein Mangel an ➤ Kalzium oder Kalium zugrunde.

Tetanus: Wundstarrkrampf, durch das Tetanus-Bakterium hervorgerufene gefährliche Infektionskrankheit. Die Bakterien befinden sich im Boden und im Dreck, allerdings auch im menschlichen Darm. Jede Verletzung gibt den Bakterien die Möglichkeit, in die Blutbahn einzudringen und sich dort zu vermehren. Dabei scheiden die Bakterien Gifte aus, die das Nervensystem des Menschen schädigen. Zwar ist Tetanus in tropischen Ländern stärker verbreitet, doch das Bakterium findet sich auch in Deutschland. Selbst kleinste und scheinbar saubere Verletzungen können zur Infektion ausreichen. Da Tetanus – ist es erst einmal zur Erkrankung gekommen – oft tödlich verläuft, sollte sich jeder impfen lassen. Normalerweise erhalten Kinder diese Impfung. Erwachsene sollten ihren Schutz alle zehn Jahre durch eine zusätzliche Impfung auffrischen lassen. Außerdem gilt: Zusätzlich jede Wunde reinigen und desinfizieren!

Tetrazykline: Sammelbezeichnung für Breitband-Antibiotika mit einer speziellen chemischen Bauweise. Tetrazykline wirken gegen viele unterschiedliche Bakterienarten und können deshalb breit – d. h. bei vielen Erkrankungen – eingesetzt werden.

Therapie: Behandlung von Krankheiten, Heilverfahren verschiedener Art.

Thermen: Heilbäder, Heilquellen, die über 20° warmes Wasser mit einem bestimmten Mineralgehalt enthalten.

thermisch: durch Wärme bzw. Erwärmung bedingt.

Thermographie: Untersuchungsverfahren, das die Wärmeabgabe von Körperteilen aufzeichnet. Das Bild gibt Hinweise auf Krankheiten oder Krankheitsherde, die die Hauttemperatur verändern – etwa eine mit Erwärmung verbundene Entzündung. Abweichungen von gesundem Gewebe lassen sich erkennen.

thermolabil: durch Wärme/Hitze zerstörbar.

thermostabil: wärme- bzw. hitzebeständig.

Thiamin: Vitamin B_1.

Thiazide: Sammelbegriff für eine Gruppe mittelstark wirkender harntreibender Mittel (siehe ➤ Diuretika).

Thorax: Brustkorb.

Thrombopenie, Thrombozytopenie: Mangel an blutgerinnenden Stoffen, Blutplättchenmangel. Nach Verletzungen gerinnt das Blut nur schwer oder gar nicht, es können leicht kleine Blutergüsse oder Schleimhautblutungen entstehen.

T

Thrombophlebitis: durch Blutgerinnsel (➤Thrombosen) ausgelöste Entzündung oberflächlicher Venen. In der Regel besteht bei einer Thrombophlebitis nicht die Gefahr einer ➤Lungenembolie.

Thrombose: Blutgerinnsel (Thrombus) in den Gefäßen. Der Blutpfropf kann wachsen, bis er den Blutstrom unterbricht. Häufig reißt er sich los, schwimmt mit dem Blut und verstopft die immer enger werdenden Gefäße. Ein Gerinnsel, das in einer den Herzmuskel versorgenden Arterie hängenbleibt und den Blutfluß stoppt, löst einen ➤Herzinfarkt aus. Ein Gerinnsel in einer das Gehirn versorgenden Arterie führt zum Schlaganfall. Eine Thrombose kann sich auch in den Venen bilden. Eine Thrombose muß sofort ärztlich behandelt werden. ➤Arteriosklerose ist ein wichtiger Risikofaktor für eine Thrombose (siehe auch ➤Embolie und ➤Lungenembolie).

T

Thrombozyten: Blutplättchen, wichtige Bestandteile der ➤Blutgerinnung. Sie tragen zur Schorfbildung nach Verletzungen bei und schützen gegen Verbluten.

Thrombozytenaggregation: Zusammenkleben und Aneinanderlagern der Blutplättchen, Gerinnsel- bzw. Schorfbildung.

Thrombus: Blutpfropf.

Thymoleptika: stimmungsaufhellende ➤Psychopharmaka.

Thymus: Drüse im Bereich des Brustbeins. Da sich in ihr Abwehrzellen entwickeln, ist diese Drüse unentbehrlich für die Funktion des ➤Immunsystems.

Thyreo-: Silbe mit der Bedeutung »Schilddrüse«. Alle Begriffe, die mit dieser Silbe beginnen, beziehen sich auf die Schilddrüse.

Thyreostatika: Arzneistoffe, die die Produktion von Schilddrüsenhormonen im Körper hemmen.

Thyroxin: Schilddrüsenhormon, das in der Schilddrüse hergestellt wird. Bei Mangel kann Thyroxin aber auch von außen zugeführt werden.

Tibia: Schienbein.

Tinktur: alkoholischer Auszug aus pflanzlichen Stoffen. Dazu werden getrocknete Pflanzenteile mit Alkohol übergossen. Die alkohollöslichen Inhaltsstoffe treten dabei in die Tinktur über.

T-Lymphozyten: weiße Blutzellen, die aus dem Knochenmark stammen und für die ➤Immunität des Körpers eine entscheidende Rolle spielen. Ihren Prozeß der Reifung und Entwicklung durchlaufen die T-Lymphozyten im ➤Thymus. Dieser Sachverhalt wird durch das »T« ausgedrückt.

Tocopherol: Vitamin E.

Tokolytika: Arzneimittel, die die Wehen hemmen.

Tomographie: Schichtaufnahmeverfahren, Spezialverfahren der Röntgendiagnostik. Dabei werden das Röntgengerät und der Film so eingestellt, daß nur eine dünne Schicht scharf belichtet wird. Die Strukturen davor und dahinter bleiben unscharf. Durch eine ganze Bilderreihe läßt sich z.B. ein Organ scheibchenweise abbilden. Der Computer setzt die einzelnen Bilder zu einem Gesamtbild zusammen.

Tonika: kräftigende Mittel, meist flüssig und alkoholisch.

tonisieren: die Spannkraft erhöhen.

Tonsille: Mandeln im Rachenraum, Teil des ➤lymphatischen Systems. Die Mandeln beteiligen sich an der Abwehr von Krankheitserregern.

Tonsillitis: Mandelentzündung.

topisch: äußerlich anzuwenden. Eine Salbe oder Creme wird topisch angewendet.

Torsion: Drehung, z.B. Gelenktorsion. Eine Torsion führt oft zu Verletzungen.

Toxikologie: Lehre von den schädlichen Wirkungen chemischer bzw. giftiger Stoffe auf den Körper oder auf bestimmte Organe.

Toxin: Giftstoff bzw. Stoffwechselprodukt von Pflanzen, Tieren, Bakterien oder anderen Kleinstlebewesen.

Toxine werden z.B. zur Herstellung von Impfstoffen verwendet.

Toxizität: Giftigkeit.

Toxoplasmose: Infektionskrankheit, die für Schwangere wegen der Möglichkeit von Mißbildungen beim Ungeborenen sehr gefährlich ist. Toxoplasmose wird durch einzellige Lebewesen ausgelöst. Die Ansteckung erfolgt meist über den Verzehr des Fleisches infizierter Tiere. Da die Erreger durch Hitze zerstört werden, sollte nur ausreichend durchgegartes Fleisch gegessen werden. Eine weitere Ansteckungsquelle ist der Kot von Katzen. Deshalb nach dem Kontakt mit Katzenkot gründlich die Hände waschen!

Trachea: Luftröhre.

Tranquilizer: Beruhigungsmittel mit chemischen Inhaltsstoffen. Tranquilizer gehören zu den ➤Psychopharmaka, sie werden zeitlich begrenzt u. a. bei Zwangsvorstellungen oder bei Angst- und Spannungszuständen eingesetzt. Achtung: Gleichzeitiger Alkoholgenuß kann die Wirkung der Tranquilizer in unkalkulierbarer Weise potenzieren! Deshalb auf keinen Fall mit Alkohol kombinieren. Da Tranquilizer eine Abhängigkeit hervorrufen können, müssen sich Patienten unbedingt an die Anweisungen des Arztes halten! Tranquilizer können eine Psychotherapie nicht ersetzen.

Transfusion: Übertragung, z.B. Bluttransfusion.

Transmitter: Überträgersubstanzen oder Botenstoffe, die die Weiterleitung von Nervenreizen vermitteln. Zu den Transmittern zählen beispielsweise Acetylcholin, ➤Dopamin und Noradrenalin,.

Transpiration: Ausdünstung von Körperflüssigkeit, Schwitzen. Die Transpiration dient vor allem der Kühlung des Organismus. Sie kann auch durch seelische Belastungen verstärkt werden (z.B. Angstschweiß).

Transplantation: Übertragung von Körperteilen, z.B. von Organen oder Haut.

Trauma: Verletzung, Wunde, Gewalteinwirkung.

traumatisch: durch Verletzung von Körper oder Psyche (Seele) entstanden.

Tremor: Zittern, rasch aufeinanderfolgendes Muskelzucken.

Trichiasis: Erkrankung der Wimpern. Sie krümmen sich stark nach innen, reiben auf dem Augapfel und können eine Horn- und Bindehautentzündung hervorrufen.

Trichinose: Wurmerkrankung, Befall mit Trichinen (Fadenwürmern), die sich im Darm oder in den Muskeln ansiedeln. Infektion durch Verspeisen von ungenügend gegartem Fleisch trichinentragender Tiere, z. B. Wildschwein, das nicht vorschriftsmäßig kontrolliert wurde.

Trichogramm: Erstellen eines Zustandsberichtes der Haarwurzeln, z. B. bei Haarausfall.

Trichomonas: Gruppe von Flagellaten, krankheitsverursachende einzellige Lebewesen. Nach Infektion kommt es zur Entzündung/Erkrankung der Harnblase und der Scheide. Ansteckung erfolgt vor allem durch Geschlechtsverkehr, seltener durch ➤ Schmierinfektion.

Trigeminus: dreiästiger Hirnnerv im Bereich des Gesichts. Das Gebiet des Trigeminus kann mitunter von heftigen Schmerzattacken, häufig verbunden mit Zuckungen, befallen werden. Dann spricht der Arzt von einer Trigeminusneuralgie.

Trigger: Auslöser.

Triglycerid: Fettverbindung (➤ Ester), die als einen Bestandteil Glycerin enthält. Triglyceride gehören zu den sogenannten »Blutfetten«, die neben ➤ Cholesterin im Blut bestimmt werden.

Trijodthyronin: Hormon der Schilddrüse.

Trisomie: Abweichung vom normalen Chromosomensatz, bei der ein oder mehrere Chromosomen dreifach (statt normal doppelt) vorhanden sind. Beispiel: Trisomie 21 (Down-Syndrom, Mongolismus) mit körperlicher und geistiger Behinderung.

Tröpfcheninfektion: Ansteckung durch winzigste Speicheltröpfchen, die beim Sprechen, Husten oder Niesen versprüht werden. Auf diesem Weg können Krankheitserreger eine Entfernung von 1 bis 2 Metern überwinden und andere Menschen anstecken.

Trypsin: Verdauungsenzym, das Eiweiß spaltet.

Tryptophan: ➤essentielle ➤Aminosäure, Baustein von Eiweißstoffen.

Tube: 1. ➤Eileiter; 2. Ohrtrompete.

Tuberkulose: weltweit verbreitete bakterielle Infektionskrankheit, die ➤chronisch verläuft und bevorzugt die Lungen, aber auch andere Organe befällt. Die Behandlung mit bakterienabtötenden Mitteln (➤Chemotherapeutika) ist über einen Zeitraum von ca. 2 Jahren erforderlich. In der letzten Zeit nehmen die Tuberkulose-Erkrankungen zu. Eine vorbeugende Schutzimpfung ist möglich.

Tubus: Mundstück mit Rachen-Röhre. Während der Narkose verhindert ein Tubus das Zurückfallen der Zunge.

Tumor: Geschwulst, gut- oder bösartig.

Turgor: Spannungszustand des Gewebes. Der Turgor hängt direkt vom Flüssigkeitsgehalt der Zellen ab.

Typhus: melde- und isolierungspflichtige Infektionskrankheit mit schwersten Krankheitszeichen, wie z. B. Fieber, Kopfschmerzen, Durchfall und Kreislaufstörungen. Auslöser sind gramnegative stäbchenförmige Bakterien der Gattung Salmonella.

Tyrosin: ➤Aminosäure, Eiweißbaustein.

T

U

ubiquitär: überall verbreitet, trifft z. B. auf manche ➤Bakterien zu.

Ulkus, Ulcus: Geschwür, z. B. des Magens, des Zwölffingerdarmes, der Haut oder des Gewebes am Unterschenkel. Es kommt zu einer Entzündung der Haut oder Schleimhaut mit örtlichem Substanzverlust.

Ultraschall: Diagnoseverfahren, das auf dem Einsatz von Ultraschallwellen beruht. Dabei werden Schallwellen, die das menschliche Ohr nicht mehr wahrnehmen kann, durch den Organismus geschickt, und ihr Echo wird aufgenommen. Die Analyse ermöglicht ein Bild von den inneren Körperstrukturen, die sich in ihrer Dichte unterscheiden. Es gibt verschiedene Verfahren, z. B. die ➤Sonographie und das Doppler-Verfahren.

Ulzeration: Geschwürbildung.

Unguentum: lateinische Bezeichnung für »Salbe«.

Urämie: Harnvergiftung durch schlechte bzw. vollständig ausgefallene Nierentätigkeit.

Urea: Harnstoff, feuchtigkeitsbindender Zusatz in hautpflegenden Kosmetika.

Ureter: Harnleiter, ca. 30 cm langer »Schlauch« zwischen Nierenbecken und Harnblase.

Urethra: Harnröhre, Ausscheidungsweg von der Blase nach außen.

Urikämie: krankhafte Erhöhung der Harnsäure im Blut.

Urin: Harn.

Urokinase: Enzym, das zur Auflösung von Blutgerinnseln verwendet wird. Urokinase wird in der Niere gebildet und aus dem Harn gewonnen.

Urologie: Lehre von den Krankheiten der Harnorgane.

Urtikaria, Urticaria: »Nesselsucht« der Haut. Urtikaria ist eine schubweise auftretende Erkrankung der Haut mit Quaddeln, starkem Jucken, auffälliger Rötung. Lebensgefährlicher Schock möglich.

Uterus: Gebärmutter.

V

Vagina: Scheide.

Vagus-Nerv: 10. Gehirnnerv, besonders wichtig für das ➤vegetative (unwillkürlich gesteuerte) Nervensystem.

Vakzination: Impfung mit lebenden oder toten Erregern.

Vakzine: Impfstoff (siehe ➤Impfung).

Valeriana officinalis: Baldrianpflanze. Aus ihrer Wurzel wird Tee gebraut. Ihre Wirkstoffe werden allerdings auch in fester Form (als Tabletten oder ähnliches) oder in Form von Tropfen und als Tinktur angeboten. Baldrian wirkt als leichtes Beruhigungsmittel und erleichtert das Einschlafen. Obwohl Baldrian keine Sucht erzeugt, sollte er – wie jedes andere Naturheilmittel auch – nicht unkontrolliert längerfristig eingenommen werden.

Varicella: Windpocken.

Varikose: Sammelbegriff für alle Beschwerdebilder der chronischen Venenschwäche.

variköser Symptomenkomplex: veraltet für chronische Venenschwäche mit den typischen Beschwerden wie Spannungsgefühl, Schwellung, Schmerzen, Wassereinlagerungen.

Varizen: Krampfadern. Varizen sind nur eines von vielen Symptomen für Venenschwäche.

vasoaktiv: die Gefäßspannung beeinflussend. Der Begriff wird verwendet für Stoffe, die die Gefäße zusammenziehen oder erweitern.

Vasodilatatoren: Stoffe, die die Gefäße erweitern. Vasodilatatoren werden z. B. bei hohem Blutdruck eingesetzt, da eine Gefäßerweiterung den Blutdruck senkt.

Vasokonstriktion: Gefäßverengung. Eine Vasokonstriktion ist oft unerwünscht, z. B. wenn sie hohen Blutdruck verursacht.

vegetatives Nervensystem: Teil des Nervensystems, der die Funktionen des Organismus regelt, die von Willen und Bewußtsein unabhängig sind. Dazu gehören z. B. Atmung, Verdauung, Stoffwechsel und vieles mehr. Man unterscheidet das sympathische und das parasympathische Nervensystem als Gegenspieler. Indem sie einzelne Prozesse aktivieren bzw. bremsen, erhalten sie sämtliche Organfunktionen in einem gesunden Gleichgewicht (siehe auch ➤ Sympathikus und ➤ Parasympathikus).

Vene: Blutader, die sauerstoffarmes, »verbrauchtes« Blut aus dem Körper zum Herzen zurücktransportiert. Ausnahme: Die vier Lungenvenen führen sauerstoffreiches Blut aus der Lunge in das Herz.

Ventilation: Belüftung (der Lunge), Atmung.

Ventrikel: Herzkammer.

Vermifuga: wurmabtreibende Mittel, Mittel gegen Würmer.

Verruca: Warzen, von Viren ausgelöste Erkrankung der Haut.

Vertebra: Wirbel.

Vertigo: Schwindel.

Vigilanz: Wachheit, Bewußtsein.

Virginität: Jungfräulichkeit.

Virilisierung: unnatürliche Vermännlichung, Ausbildung von männlichen sekundären Geschlechtsmerkmalen, z. B. Bartwuchs, Tieferwerden der Stimme bei Frauen, Zurückbilden der weiblichen Brust. Eine Virilisierung ist auf männliche Geschlechtshormone zurückzuführen und bei Frauen oder Jungen vor der Pubertät Folge eines gestörten Hormonhaushalts.

Virostatika: Stoffe, die die Vermehrung von ➤ Viren blockieren. Mit dem Absterben der vorhandenen Viren wird die Erkrankung geheilt. Bis jetzt gibt es keine Medikamente, die die Viren abtöten. Deshalb bieten Virostatika die einzige medikamentöse Behandlungmethode. Sie werden z. B. gegen Herpes-Viren verwendet. Vorbeugende Impfung gegen Viren ist im Prinzip möglich, etwa gegen Grippeviren.

virulent: aktiv, lebendig. Der Begriff beschreibt z. B. die Aktivität von ➤ Mikroorganismen im Körper.

Virus/Viren: winzige Krankheitserreger, sehr viel kleiner und einfacher gebaut als ➤ Bakterien. Viren können sich nicht selbst vermehren, sondern brauchen dafür eine Wirtszelle. Es gibt unzählige Virusarten: Wahrscheinlich ist ihre Anzahl größer als die aller anderen Arten von Organismen. Manche Viren lösen keine Krankheiten aus, andere lediglich harmlose Beschwerden wie etwa Schnupfen. Allerdings gehen einige sehr ernste und lebensbedrohende Krankheiten auf das Konto von Viren. Dazu gehören beispielsweise: AIDS, Gelbfieber, Lassa-Fieber. ➤ Antibiotika sind gegen Viren wirkungslos. Die Bekämpfung von Viren wird dadurch erschwert, daß sie sich selbst verändern (modifizieren) können. Deshalb muß auch jedes Jahr ein neuer, dem aktuellen Virustyp angepaßter Impfstoff gegen Grippe (➤ Influenza) entwickelt werden.

visuell: vom Auge zu sehen, sichtbar.

Visus: das Sehen, der Gesichtssinn.

Vita (vital): Leben, mit dem Leben zusammenhängend.

Vitamin: Stoff, den der Körper in der Regel nicht selbst herstellen kann, aber trotzdem unbedingt braucht. Bekannt sind heute 13 verschiedene Vitamine. Jedes erfüllt im Organismus eine bestimmte Aufgabe, die von keinem anderen Vitamin miterledigt werden kann. Deswegen müssen alle Vitamine in ausreichender Menge mit der

Info

Wann kann Salat schaden?

Wer Medikamente zur Blutverdünnung einnimmt, sollte bei folgenden Lebensmitteln aufpassen: Kopfsalat, Brokkoli, Kohlarten, Leber, Spargel, Spinat, Bohnen, Erbsen und Sojabohnen. Denn sie enthalten relativ viel Vitamin K. Dieses Vitamin unterstützt die Blutgerinnung und wirkt deshalb den Medikamenten entgegen. Im schlimmsten Fall kann das Thrombose-Risiko ansteigen. Ab und zu eines dieser Lebensmittel bedeutet noch keine Gefahr. Doch größere Mengen – etwa im Rahmen einer Schlankheitsdiät mit viel Salat –können bedenklich werden. Achten Sie auch auf den Vitamin-K-Gehalt in Multivitaminsäften oder -tabletten.

Nahrung aufgenommen werden. Bei Mangel kommt es zu charakteristischen Funktionsstörungen.
Vitamine werden in wasserlösliche und fettlösliche unterteilt. Bei einer Überversorgung wird der Überschuß an wasserlöslichen Vitaminen mit dem Urin ausgeschieden. Fettlösliche Vitamine (A, D, E, K) sammeln sich im Körper an und können den Organismus sogar schädigen. Bei ihrer Einnahme sollten die empfohlenen Mengen nur auf Anweisung des Arztes überschritten werden.
Vitamine sind empfindlich: Hitze und Sauerstoff können sie schnell zerstören. Deswegen sollten Obst und Gemüse frisch und nicht allzu lange gelagert sein. Kurze Garzeiten schonen die Vitamine, in verkochtem Gemüse sind die meisten bereits zerstört. Ebenso gilt langes Warmhalten der fertigen Speisen als Vitamin-Killer.

Vitiligo: Hauterscheinung: Weiße pigmentfreie Flecken bilden sich auf der sonst normal gefärbten Haut. Sie können sich flächenhaft ausdehnen.

Vomitus: Erbrechen, siehe auch ➤Emesis.

Vulva: äußere weibliche Geschlechtsteile.

Vulvovaginitis: eine Entzündung der äußeren weiblichen Geschlechtsteile und der Scheide, z.B. bei Pilzerkrankungen.

W

Wach-Schlaf-Rhythmus: Wechsel zwischen Schlaf und Wachzustand, der durch das Schlafzentrum gesteuert wird.

Wachstumsfaktoren: körpereigene Substanzen, die das Wachstum von Körperzellen stimulieren.

Warze: siehe ➤ Verruca.

Weckamine: Stoffe zum Aufputschen, z. B. ➤ Amphetamin. Vorsicht, diese Substanzen können zu Abhängigkeit führen!

Wehen: schmerzhaftes Zusammenziehen der Gebärmuttermuskulatur in der Schwangerschaft und während der Geburt.

Wehenmittel: 1. Medikamente, welche die rhythmischen Kontraktionen der Gebärmuttermuskulatur fördern. 2. Medikamente, die eine Dauerkontraktion der Gebärmuttermuskulatur auslösen.

Weißdorn: siehe ➤ Crataegus.

Wirbelluxation: Verlagerung eines Wirbels aus seiner natürlichen Lage.

Wundinfektion: Infektion einer Wunde mit Bakterien.

Info

Für werdende Mütter – besondere Vorsicht

Manche Arzneistoffe, die Erwachsene und auch Kinder gut vertragen, können ein ungeborenes Leben schädigen. Schwangere Frauen oder Frauen, die eine Schwangerschaft planen, sollten deshalb einen Arzt aufsuchen oder den Apotheker befragen bzw. besonders genau den Beipackzettel studieren. Mögliche Gefahren sind hier vermerkt. Wer Beschwerden mit selbst ausgesuchten Medikamenten behandeln will, sollte auf jeden Fall beim Kauf den Apotheker über die Schwangerschaft informieren.

X

Xanthin: Purinderivat, Abbauprodukt des Stoffwechsels der Nukleinsäuren, Vorstufe der Harnsäure.

Xanthom: gelbe Geschwulst an der Haut, die durch Einlagerung von Lipiden entsteht.

Xenobiotika: Substanzen, die im Körper eine Abwehrreaktion auslösen (siehe auch ➤Antigene).

Xerodermie: trockene Haut. Xerodermie tritt z.B. im Alter oder bei bestimmten Hauterkrankungen wie ➤Neurodermitis auf.

Xerophthalmie: durch Vitamin-A-Mangel ausgelöste Augenerkrankung, die zur Erblindung führen kann. Betroffen sind vor allem Kinder bis zum 6. Lebensjahr.

Xerose: abnorme Austrocknung oberflächlicher Gewebe, z.B. des Auges (siehe ➤Xerophthalmie), der Haut und der Schleimhäute.

Xiphoidalgie: Schmerzen am unteren Brustbeinende.

Xylit: zuckerähnlicher, süßschmekkender Stoff, der als ein zuckerfreies Süßungsmittel z.B. in Bonbons oder Kaugummi verwendet wird. Xylit eignet sich für Diabetiker, außerdem fördert es nicht die Entstehung von Karies.

Z

zerebral/cerebral: das Gehirn betreffend.

Zerebralsklerose: Verkalkung (➤Arteriosklerose) der Hirn-Blutgefäße. Als Folge kann es zu Durchblutungsstörungen im Gehirn kommen, je nach Ausmaß der Verkalkung.

Zerebro-vaskuläre Insuffizienz: bezeichnet die Mangeldurchblutung des Gehirns. Hauptursache ist die Gefäßverkalkung im Hirn.

Zerumen/Cerumen: Ohrenschmalz, ➤Sekret des äußeren Gehörgangs aus Talg und abgeschilferten Hautzellen.

Zervix: Gebärmutterhals.

Zervixschleim: von Drüsen am Gebärmutterhals abgesondertes ➤Sekret, dessen Beschaffenheit sich durch die Änderungen im Hormonhaushalt während des ➤Zyklus verändert. Diese Änderungen werden bei manchen Methoden der Empfängnisverhütung zur Bestimmung der fruchtbaren Tage herangezogen.

Zilien: Wimpern.

zirkadian: über den ganzen Tag verteilt, im Tagesrhythmus.

zirkulär: kreisförmig.

Zirkulation: Kreislauf.

Zirkulationsstörungen: Kreislaufstörungen.

Zirkumzision: Beschneidung, Entfernen der Vorhaut des männlichen Gliedes. Eine Zirkumzision erfolgt entweder aus religiösen (Moslems, Juden) oder aus hygienischen Gründen.

Zirrhose: Gewebsumwandlung bei einem Organ, z. B. der Leber. Bei einer Zirrhose kommt es zu Entzündungsvorgängen und zur ➤Bindegewebsvermehrung: Ehemals gesundes Gewebe wird in funktionsunfähiges Bindegewebe verwandelt. Eine Zirrhose führt zu Verhärtung und zur Einbuße der Funktionsfähigkeit des Organs, oft auch zur Verkleinerung.

Zöliakie: Stoffwechselerkrankung im Säuglings- und Kindesalter, die eine (glutenfreie) Spezialernährung erfordert: Klebereiweiß, das in allen Getreiden vorkommt, muß gemieden werden, ebenso Fertigprodukte, in denen Klebereiweiß verwendet wird. Reis und Mais sind als Kohlenhydratquellen erlaubt. Im Erwachsenenalter heißt diese Krankheit »Sprue« (siehe auch ➤ Gluten).

Zoster: Gürtelrose, durch Viren ausgelöste Erkrankung eines Nerven. Typisch sind die Bläschen auf der Haut über dem Versorgungsgebiet des befallenen Nerven; oftmals sehr schmerzhaft.

Zotten: Ausstülpungen der Darmschleimhaut, die zur Aufnahme der Nahrungsbestandteile wesentlich beitragen.

Zuckerspiegel: Blutzuckerspiegel.

Zyanose: blaurote Verfärbung der Lippen und evtl. auch der Hautfarbe durch Sauerstoffmangel im Blut.

Zyanvergiftung: Blausäurevergiftung.

zyklisch: kreisförmig, in gleichen Zeitabständen auftretend.

Zyklus: Ablauf der immer wieder auftretenden weiblichen Hormonänderungen, die eine Schwangerschaft ermöglichen. Meist wird mit diesem Begriff die Regelblutung umschrieben (siehe auch ➤ Menstruation).

Zyste: sackartige Geschwulst, durch Gewebekapsel abgeschlossen, mit Flüssigkeit gefüllt.

Zystitis/Cystitis: Blasenentzündung, Blasenkatarrh.

Zytologie: Lehre von Bau und Funktion der Zellen.

Zytostatika: Medikamente bzw. Arzneistoffe, die das Zellwachstum hemmen. Zytostatika werden bei bösartigen ➤ Tumoren eingesetzt. Die Hemmung des Wachstum der Tumorzellen ist wichtig, da sich bei bösartigen Tumoren die Zellen ohne die natürliche Wachstumshemmung, die gesunde Zellen und Gewebe kontrolliert, ungezügelt vermehren. Auf diese Weise können Tumoren sehr groß werden, auf die umliegenden Organe drücken und andere Organe verdrängen. Zytostatika können bei nicht operierbaren Tumoren als einzige Therapie eingesetzt werden oder z. B. auch nach Operationen, um evtl. verstreute, bislang unentdeckte Tochtergeschwülste (➤ Metastasen) abzutöten bzw. in ihrem Wachstum zu hemmen. Zytostatika wirken auf sehr teilungsaktive Gewebe wie das der Tumoren stärker als auf weniger wachsendes gesundes Gewebe; der Tumor wird also überproportional stärker beeinflußt als gesundes Gewebe. Trotz allem reagiert auch gesundes Gewebe. Zytostatika haben viele unerwünschte Wirkungen, vor allem Erbrechen.

Hilfreiche Adressen

Die folgende Liste (angeordnet nach Postleitzahlen) stellt eine Auswahl an Beratungsstellen und Organisationen dar, die mit Gesundheitsvorsorge, Gesundheitspflege und Heilung befaßt sind.

Weitere Auskünfte erteilen die zuständigen Gesundheitsämter, Krankenkassen, kirchliche und staatliche Beratungsstellen. Hier können vor allem die örtlichen Selbsthilfegruppen, Gesprächskreise, Betreuungs- und Hilfsdienste und die angebotenen sozialen Dienste erfragt werden.

Zentrale Telefonnummer für Fragen zum Thema AIDS
19411 (mit der jeweiligen örtlichen Vorwahl)

KID (Krebsinformationsdienst)
Telefonische Krebsberatung von 7.00 bis 20.00 Uhr
(06221) 41 01 21

Deutsche AIDS-Hilfe e.V.
Postfach 61 01 40
10921 Berlin
Tel. (030) 6 90 08 70
Fax (030) 69 00 87 42
(Bezug von Informationsmaterial; keine persönliche Beratung)

Bundesverband Deutsche Schmerzhilfe e.V.
Wietwende 20
21720 Grünendeich
Tel. (04142) 81 04 34
Fax (04142) 81 04 35

Bundesselbsthilfeverband für Osteoporose e.V.
Kirchfeldstraße 149
40215 Düsseldorf
Tel. (0211) 31 91 65
Fax (0211) 33 22 02

Deutsche Tinnitus-Liga
Postfach 210349
42353 Wuppertal
Tel. (0202) 24 65 20
Fax (0202) 2 46 52 20

Bundeszentrale für gesundheitliche Aufklärung
Postfach 91 01 52
51071 Köln
Tel. (0221) 8 99 22 22
Fax (O221) 8 99 23 00
www.bzga.de

Deutsche Rheuma-Liga
Bundesverband e.V.
Rheinallee 69
53173 Bonn
Tel. (0228) 95 75 00
Fax (0228) 9 57 50 20
www.rheuma-liga.de

Bundesfachverband der Arzneimittel-Hersteller e.V. (BAH)
Ubierstraße 71–73
53173 Bonn
Tel. (0228) 95745-0
Fax (0228) 95745-90
www.bah-bonn.de

Deutsche Arthrosehilfe e.V.
Postfach 11 05 51
60040 Frankfurt/Main
Tel. (06831) 63 24
Fax (06831) 94 66 78
www.arthrose.de

Deutsche Herzstiftung e.V.
Vogtstraße 15
60322 Frankfurt/Main
Tel. (069) 95 51 28-0
Fax (069) 95 51 28 13
www.herzstiftung.de

Pro Familia
Deutsche Gesellschaft für Sexualberatung und Familienplanung
Cronstettenstraße 30
60322 Frankfurt/Main
Tel. (069) 63 90 02
www.profamilia.de

Deutsche Liga zur Bekämpfung des hohen Blutdrucks
Berliner Straße 46
69120 Heidelberg
Tel. (06221) 41 17 74
Fax (06221) 40 22 74
www.paritaet.org/hochdruckliga

Deutsche Migräne- und Kopfschmerzgesellschaft e.V.
Elztal Klinik GmbH
Pfauenstraße 6
79215 Elztal-Oberprechtal
Tel. (07682) 80 53 33
www.dmkg.org